离子液体型电解质及阳极溶出
伏安法检测药物重金属铅和镉

崔闻宇　著

U0393201

化学工业出版社

·北京·

　　本书探讨了离子液体型电解质的性能及与电池电极材料的匹配性问题，分析了该电解质的实用性，旨在开发安全环保的锂离子电池电解质；制备了纳米三氧化二铋石墨烯复合材料修饰的电极，采用阳极溶出伏安法同时测定了痕量重金属铅和镉，该电极安全无毒、价廉环保，为用于药物中痕量铅和镉的测定提供了新方法。本书体现了电化学技术在环境保护及食品药品安全检测方面发挥的重要作用。

　　本书可供从事锂离子电池电解质及重金属检测的研究人员参考。

图书在版编目（CIP）数据

　　离子液体型电解质及阳极溶出伏安法检测药物重金属铅和镉/崔闻宇著．—北京：化学工业出版社，2018.12（2023.1重印）

　　ISBN 978-7-122-33183-0

　　Ⅰ.①离…　Ⅱ.①崔…　Ⅲ.①锂离子电池-电解质-应用-铅-含量-药品检定②锂离子电池-电解质-应用-镉-含量-药品检定③阳极溶出伏安法-应用-铅-含量-药品检定④阳极溶出伏安法-应用-镉-含量-药品检定　Ⅳ.①R927.1

　　中国版本图书馆 CIP 数据核字（2018）第 237501 号

责任编辑：辛　田　　　　　　　　　　文字编辑：冯国庆
责任校对：边　涛　　　　　　　　　　装帧设计：王晓宇

出版发行：化学工业出版社（北京市东城区青年湖南街 13 号　邮政编码 100011）
印　　装：河北鑫兆源印刷有限公司
710mm×1000mm　1/16　印张 9　字数 150 千字　2023 年 1 月北京第 1 版第 2 次印刷

购书咨询：010-64518888　　　　　　　售后服务：010-64518899
网　　址：http://www.cip.com.cn

凡购买本书，如有缺损质量问题，本社销售中心负责调换。

定　　价：73.00 元

　　锂离子电池以其工作电压高、比能量大、循环寿命长、污染小等优点，成为电动车（electric vehicle，EV）和混合电动车（hybrid electric vehicle，HEV）的主流动力电源之一。但是锂离子电池电解液中的有机溶剂有毒、易挥发、燃点低，并参与电池内部的热分解反应，给电池的安全带来隐患。因此，安全无毒的新型电解液体系亟待开发。离子液体以其无挥发性、不可燃、电导率高、电化学稳定窗口宽等优点，有望取代传统的有机电解液，以解决锂离子电池的安全性问题。铅（Pb）和镉（Cd）是人类生活中经常接触到的重金属。铅对人体主要造成骨髓造血系统和神经系统两方面的危害，即使低含量的铅也会导致儿童的生长发育缓慢与智力发育受损。镉会导致骨骼病变进而引发"痛痛病"，还会增加肺癌发病率及具有明显的生殖毒性。阳极溶出伏安法（anodic stripping voltammetry，ASV）灵敏度高、使用仪器简单、成本低，在重金属元素测定方面得到了广泛的应用。早期的检测常用汞膜修饰电极，但汞本身毒性强、易挥发，因此寻找汞膜电极的替代者，用于食品和药品中重金属的检测意义重大。

　　本书从离子液体的物理化学性能及其与电极材料的相容性等方面研究了一系列含离子液体的锂离子电池电解质。考查了含离子液体 1-甲基-3-丁基咪唑四氟硼酸（BMIBF$_4$）、1-甲基-3-丁基咪唑二（三氟甲基磺酰）亚胺（BMITF-SI）、1-甲基-3-乙基咪唑二（三氟甲基磺酰）亚胺（EMITFSI）型电解质与正极材料（LiCoO$_2$、LiFePO$_4$）和负极材料（Li$_4$Ti$_5$O$_{12}$）、石墨（MAGD）的相容性。结果表明，0.8mol/L 的二（三氟甲基磺酰）亚胺锂（LiTFSI）溶于 EMITFSI 得到的离子液体电解液，其电化学性能最优，且与正极材料（LiFe-PO$_4$）和负极材料（Li$_4$Ti$_5$O$_{12}$）的相容性较好；添加剂碳酸亚乙烯酯（VC）的存在改善了 0.8mol/L LiTFSI + EMITFSI 二元离子液体电解液与正极材料（LiCoO$_2$）的相容性，原因在于添加剂 VC 的加入改善了电荷在 LiCoO$_2$ 电极/电解质界面的传递，促进了阴离子 TFSI$^-$ 在电极表面的吸附和氧化分解的发生，分解产物为 LiF、Li$_2$CO$_3$、Li$_2$O，这些分解产物成为 LiCoO$_2$ 电极表面膜的主要成分；采用溶液浇注法，以聚合物基体聚偏氟乙烯-六氟丙烯[P（VdF-HFP）]、离子液体（EMIPF$_6$）、锂盐（LiPF$_6$）为主要成分，小分子溶剂 EC、

PC 为添加剂，制备了离子液体凝胶聚合物电解质膜（ILGPE），该电解质膜的导电行为符合阿伦尼乌斯方程，说明聚合物电解质的电导率主要依靠自由离子的迁移而产生；P（VdF-HFP）-EMITFSI-LiTFSI 三元离子液体凝胶聚合物电解质兼具聚合物电解质与离子液体的优点，并且在 $-150 \sim 150℃$ 的温度范围内不分解，从根本上消除了电解质的可燃性和锂离子电池的安全隐患，并且该 ILGPE 与正极材料（$LiFePO_4$）和负极材料（$Li_4Ti_5O_{12}$）相容性较好，应用前景广阔。

本书所介绍的采用溶剂热及自组装方法制备的 $Bi_2O_3@$石墨烯材料，其较大的比表面积增加了电化学反应活性位点，通畅的电子传输网络利于电子的传导。用 $Bi_2O_3@$石墨烯材料修饰玻碳电极，建立了阳极溶出伏安法同时快速测定痕量 Pb^{2+} 和 Cd^{2+} 的新方法。优化实验条件下，分别在 $10 \sim 200\mu g/L$ 和 $25 \sim 200\mu g/L$ 浓度范围内，Pb^{2+} 和 Cd^{2+} 的溶出峰电流与 Pb^{2+} 和 Cd^{2+} 的浓度呈线性关系。该方法重现性好，有望代替汞膜电极用于药物中痕量铅和镉的测定。

本书可供从事锂离子电池电解质及重金属检测研究人员参考。

由于笔者水平所限，书中不妥和不尽如人意之处恐难避免，热切希望专家和广大读者不吝赐教。

著者

目录

Contents

第3章 Chapter
离子液体电解液的研究

29

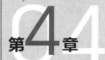

第4章 Chapter
添加剂及其作用
机理研究

55

第5章 Chapter
EMIPF₆-P(VdF-HFP)
离子液体凝胶聚合物
电解质的研究

75

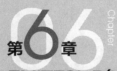

第6章
EMITFSI-P(VdF-
HFP)离子液体凝胶
聚合物电解质的研究

第 07 章
Chapter

阳极溶出伏安法检
测药物中铅和镉

结论

参考文献

第1章
绪　论

1.1　课题研究的目的和意义

2009 年 12 月 7 日，联合国气候变化大会在丹麦首都哥本哈根召开，会议旨在为我们生存的这个地球开出"降温"良方。大量有害气体的排放带来的全球气候变暖已经成为一个不争的事实，成为人类面临的生死攸关的挑战。随着气候变暖，通过动物传播的传染性疾病将不断滋生蔓延，极地冰雪融化也会释放史前病毒；物种变化加剧，生物物种活动范围的迁移将导致生物链混乱；岛国马尔代夫不得不斥巨资买地整体搬迁，纽约、东京等也将不得不花费数百亿巨资建拦海大坝。在全球气候变化的大背景下，发展低碳经济正成为各国人民的共识，国际社会也按照《联合国气候变化框架公约》《京都议定书》要求努力减少温室气体排放。汽车作为现代社会的常用交通工具，对全球经济的发展做出了巨大贡献，但是传统汽车不但消耗了大量的石油资源，其燃油排放大量的 CO、NO_x 等有害气体严重地污染了人类的生存环境。据统计，全球大气污染 42% 来源于交通车辆，大城市交通车辆的污染比例更是高达 60%。为此，世界各国对发展电动车（electric vehicle，EV）和混合电动车（hybrid electric vehicle，HEV）高度重视。美国在 2002 年推出了"Freedom Car & Vehicle Technology"计划；中国政府在 2000 年实施了"清洁汽车行动"，发展电动车被列为"863"计划。作为车载动力的动力电池的研发，成为 EV 和 HEV 发展的主要瓶颈。锂离子电池以其工作电压高、比能量大、循环寿命长、污染小等优点在众多化学电源中脱颖而出，自 20 世纪 90 年代商品化以来得到了飞速的发展，目前仍是研究的热点。

锂离子电池的上述特点，使其成为 EV 和 HEV 的主流动力电源之一。但是，安全性问题成为其发展的制约因素之一，尤其在滥用条件（如高温、短路、过充放、振动、挤压和撞击等）下，容易出现冒烟、着火甚至爆炸的现象，故无法很好满足 EV 和 HEV 的使用需要。目前锂离子电池的电解液多采用有机溶剂，如乙烯碳酸酯（ethylene carbonate，EC）、丙烯碳酸酯（pylene carbonate，PC）、碳酸二甲酯（dimethyl carbonate，DMC）等，这类物质有毒、易挥发、燃点低，并参与电池内部的热分解反应，造成了电池的安全隐患。因此，安全无毒的新的电解液体系亟待开发。离子液体以其无挥发性、不可燃、电导率高、电化学稳定窗口宽等优点，吸引了众多研究者的目光，有望应用于锂离子电池电解质，以消除其安全隐患。

重金属铅和镉在自然环境中不可降解，在生物体内富集后可通过食物链进入人体，引起慢性中毒，因此快速准确地测定重金属铅和镉的方法具有重要的实际意义。阳极溶出伏安（anodic stripping voltammetry，ASV）法由于具有较高的灵敏度和选择性、便捷廉价、测试仪器结构简单等诸多优点，在水体检测、药物成分、食品分析，尤其是重金属元素测定方面得到了广泛的应用。阳极溶出伏安法测定重金属元素时，工作电极常使用汞膜电极，但金属汞及汞离子均具有毒性、污染环境、危害健康，汞膜电极的应用受到了严格的限制。作为汞膜电极的替代品，锑膜、铅膜、镓膜电极也应用到分析领域中，但电化学性能不稳定，无法广泛使用。许多研究证实铋膜具有与汞膜媲美的溶出伏安特性，铋的氧化物电极也可用于重金属的检测，Rashid O. Kdara 等采用丝网印刷电极，将 Bi_2O_3 与石墨混合后喷涂在聚酯薄膜基体上作为工作电极，检测重金属铅和镉，但无法实现铅和镉两种离子的同时检测。

本书从离子液体电解质的物理、电化学性能入手，探讨含离子液体的电解质与现行锂离子电池常用正、负极材料的匹配性问题，分析离子液体用于锂离子电池电解质的可行性，旨在开发安全环保的锂离子电池电解质。首次采用三氧化二铋-石墨烯复合膜（Bi_2O_3@石墨烯）代替汞膜电极，在 HAc-NaAc 缓冲溶液中同时测定重金属铅和镉，并考察 pH 值、富集时间和富集电位对阳极溶出伏安曲线的影响，同时考察该方法的线性范围、检出限和重现性，为 Bi_2O_3@石墨烯膜电极用于药物中痕量铅和镉的测定提供理论依据。

1.2　重金属污染

1.2.1　重金属污染的危害

根据金属的密度不同进而把金属分为重金属和轻金属，重金属的密度一般在 5g/cm³ 之上。常见的重金属有铜（Cu）、铅（Pb）、铁（Fe）、锌（Zn）、锡（Sn）、镍（Ni）、金（Au）、银（Ag）、锑（Sb）、汞（Hg）、镉（Cd）和铋（Bi）等。自然环境中，这些重金属的含量水平并不会对人类产生危害，并且其中一些元素也是生命活动所必须的，如 Fe 和 Zn。但是当这些重金属在生物体中超过一定的量时，都会产生不可逆转的危害。

实际生活中人类经常接触的重金属有铅（Pb）、镉（Cd），并且这两种重金属对人类健康威胁也是最大的，因此本书主要讨论这两种重金属的检测。

铅（lead，Pb）是常见的具有银白色光泽的软金属。铅主要通过对食物、空气、水的摄入而进入人体，而且具有很强的蓄积性。铅进入人体血液形成可溶性铅化合物，如甘油磷酸铅，并通过血液循环而迅速被组织吸收，主要分布在肝、肾等人体组织中。当人体中的铅蓄积超过一定的量时，可引起铅中毒，破坏人的造血系统、神经系统、生殖系统等。值得注意的是，儿童极易受铅毒的影响，即使低浓度铅也会导致儿童的生长发育缓慢与智力发育受损[1~3]。我国生活饮用水中铅国家标准限量为 0.01mg/L，当引用水中铅的浓度达到 0.042~1.0mg/L 时，即可产生铅中毒。

镉（cadmium，Cd）是具有银白色光泽、延展性好的软金属。镉具有亲硫性，多以硫镉的形式存在于自然矿物中，并常与锌、铅、铜等矿共生，导致镉可以伴随着这些金属的冶炼而大量地排放到环境中，这也是环境中镉的主要来源。镉并不是人体的必须元素，并且在人体中具有极强的蓄积性，当人体蓄积的镉超过一定的量时，人体的心血系统、神经系统、骨骼和生殖系统会受到严重损害；特别在人体的骨骼中，镉不仅干扰钙的吸收，还会抑制赖氨酸氧化酶的活性，干扰骨胶原的正常代谢，导致骨骼病变，进而引发"痛痛病"。近期市场流通中的"镉大米"更是引发了人们对镉的恐慌[4,5]。当饮用水中镉的含量达 0.1~0.5mg/L 时，会导致镉中毒，国家规定饮用水镉含量不得超过 0.005μg/L。

1.2.2 电化学传感器检测重金属离子

电化学传感器的检测原理见图 1-1。

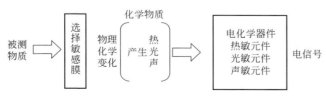

图 1-1 电化学传感器的检测原理

如图 1-1 所示，将待测物质以适当形式置于某一种电化学反应池中，发生特定的某些物理化学变化，这些物理化学变化被电化学器件转换成可测量的电信号，通过测量其电信号（如电位、电流、电阻等）变化，从而实现对待测物质组成及含量的测定。

自 2010 年诺贝尔物理学奖获得者 K. S. Novoselov 和 A. K. Geim 的研究小组于 2004 年发现石墨烯（graphene）以来[6]，石墨烯独特的电化学性能[7~9]、出众的力学与导热性能[10]，使其在光伏电池、传感器、电催化、超级电容器、储能材料、催化等领域具有广泛的应用前景。但是，结构完整的石墨烯是由不含任何不稳定键的苯六元环组合而成的二维晶体，化学稳定性好，其表面呈惰性状态，与其他介质（如溶剂等）相互作用较弱。而且，石墨烯片层之间存在较强的范德瓦尔斯力，容易产生团聚，使其难溶于水和常用有机溶剂，限制了石墨烯的进一步研究和应用。而将石墨烯与纳米材料/聚合物/生物大分子等复合，可提高石墨烯在溶剂中的溶解性、负载能力及在基底中分散的能力，在电化学传感器检测重金属方面显示了优异的性能。如金属硫蛋白修饰的氧化石墨烯（MT/GO）可用于实际水样中痕量 Cd^{2+} 的检测。并且，目前的研究手段亦可实现 Pb^{2+}、Ag^+、Hg^{2+} 三种离子同时检测；将微生物大肠杆菌和石墨烯同时修饰到玻碳电极表面，用于污染水体中的 Cd^{2+}、Cu^{2+}、Hg^{2+} 检测；AlOOH 还原的氧化石墨烯纳米复合材料修饰玻碳电极可同时检测 Cd^{2+} 和 Pb^{2+}；石墨烯/碳纳米管结合后表现出协同效应，能够同时检测 Cu^{2+}、Zn^{2+}，且 Cd^{2+}、Pb^{2+} 的信号大大增强；Hg@石墨烯电极可用于 Cu^{2+}、Cd^{2+} 和 Pb^{2+} 的检测，但金属汞具有毒性、污染环境、危害健康，汞膜电极的应用受到了严格的限制；作为 Hg@石墨烯电极的替代品 Bi@石墨烯电极，可用于检测铅、镉、锌和铊等金属离子，且性能可与 Hg@石墨烯电极相媲美。

1.3 离子液体概述

1.3.1 离子液体的定义

离子液体（ionic liquid），又称为室温离子液体（room temperature ionic liquid）或室温熔融盐（room temperature molten salt or fused salt），亦称为非水离子液体（nonaqueous ionic liquid）、液态有机盐（liquid organic salt）等[11~13]。离子液体的定义目前尚不明确，一般认为它是完全由阳离子和阴离

子组成的液体，在室温或室温附近呈现为液态的有机盐类[14~16]。1914 年第一种离子液体——硝基乙胺被开发出来，对离子液体展开实质性的研究则是从 1980 年后开始的[17]。

1.3.2　离子液体的特性

离子液体由于具有下述优异特性，所以被称为"绿色液体"而备受瞩目[18]：

① 蒸气压极低；

② 耐热性高，液态温度范围宽（可达 300℃）；

③ 不易燃；

④ 化学稳定性好，是许多物质的良好溶剂；

⑤ 电化学稳定窗口宽，分解电压高；

⑥ 通过阴、阳离子的设计可以调节离子液体的性能，因此离子液体又被称为"可设计溶剂"。

离子液体这种与传统有机溶剂、有机电解液完全不同的一类新型物质群，引起了学术界的广泛兴趣和产业界的极大期待。

1.3.3　离子液体的分类及特征

按照阴、阳离子的不同排列组合，离子液体可达 10^{18} 种之多，其分类方法也各不相同，通常分为 $AlCl_3$ 型离子液体、非 $AlCl_3$ 型离子液体和特殊离子液体三类。

1.3.3.1　$AlCl_3$ 型离子液体

最先研究的低温熔融盐，是在电解 Al 等活泼金属时发展起来的，乙基吡啶溴化物与 $AlCl_3$ 的摩尔比为 1:2 的混合物，熔点只有 $-40℃$，且与大多数溶剂互溶，是电镀铝良好的电解质溶液[19]。自 Wilkes 等[20] 在 1982 年发现 1-烷基-3-甲基咪唑氯化物/$AlCl_3$ 液体以来，$AlCl_3$ 型离子液体的应用研究逐渐被重视。$AlCl_3$ 型离子液体指 $AlCl_3$ 与氯化 1-乙基-3-甲基咪唑（EMIC）、氯化 1-丁基-3-甲基咪唑（BMIC）、氯化 1-丁基吡啶（BPC）及派生物组成的离子液体。由于这种离子液体的组成不是固定的，它的电导率以及电化学窗口等特性随着组成的变化而变化。通过调整有机盐与 $AlCl_3$ 的比例，离子液体的酸碱性也发生变化。在 1-乙基-3-甲基咪唑氯化物/$AlCl_3$ 离子液体中，当 $AlCl_3$ 的摩尔分数为 0.5 时，混合物呈中性，阴离子主要是 $AlCl_4^-$；当 $AlCl_3$ 的摩尔分数大于 0.5 时，体系呈路易斯酸性，阴离子主要是 $Al_2Cl_7^-$；当 $AlCl_3$ 的摩尔分数小于 0.5 时，体系呈路易斯碱性，阴离子主要是 $AlCl_4^-$ 和 Cl^-，其酸碱性的具体调节过程见图 1-2。$AlCl_3$ 型离子液体既可以做溶剂，又可以做催化剂，主要用于电化学和化学反应中，但是其热稳定性和化学稳定性较差，对水敏感，要完全在真空或惰性气氛下进行处理和应用，使用较不方便。质子和氧化物杂质的存在对在该类离子液体中进行的化学反应有决定性的影响。此外，$AlCl_3$ 遇水会反应生成 HCl，对皮肤有刺激作用。上述缺点限制了此类离子液体的应用。

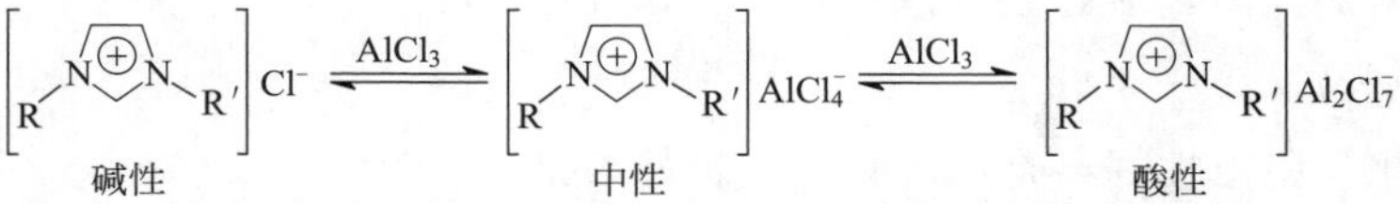

图 1-2　N,N'-二烷基咪唑氯铝酸盐咪唑离子液体的酸碱性调节

1.3.3.2　非 $AlCl_3$ 型离子液体

1992 年，Wilkes 等[17] 将 1,3-二烷基咪唑盐中对水和空气敏感的卤铝酸根由四氟硼酸（BF_4^-）阴离子取代，制备出 1-乙基-3-甲基咪唑四氟硼酸离子液体（$EMIBF_4$），其对水和空气稳定，且组成固定，此后离子液体的种类迅速增加。非 $AlCl_3$ 型离子液体种类繁多，改变阴、阳离子的不同组合，可以设计出不同的离子液体。常见离子液体的阳离子有咪唑阳离子（imidazolium，$[RR'Im]$ 或 $[RR'R''Im]$）、吡咯阳离子（pyrrolidium，$[RR'Py]$）、吡啶阳离子（pyridinium，$[RPi]$）、哌啶阳离子（piperidinium，$[RR'Pp]$）、吗啉阳离子（morpholinium，$[RR'Mo]$）、吡唑阳离子（pyrazolium，$[R_1R_2R_3Pr]$）、吡咯啉阳离子（pyrrolinium，$[R_1R_2Pyr]$）、脂肪族季铵阳离子（tetralkylammonium，$[R_4N]$）、季鏻阳离子（phosphonium，$[R_4P]$）和锍阳离子（sulfonium，$[R_3S]$）等。通过在阳离子中引入特定的官能团，还可以得到满足特殊要求的离子液体。阴离子种类也很多，常见的有 BF_4^-、PF_6^- 以及 $CF_3SO_3^-$、$(CF_3SO_2)_2N^-$、$C_3F_7COO^-$、$C_4F_9SO_3^-$、CF_3COO^-、$(CF_3SO_2)_3C^-$、$(C_2F_5SO_2)_3C^-$、$(C_2F_5SO_2)_2N^-$、SbF_6^-、AsF_6^-、$CB_{11}H_{12}^-$ 及其取代物、NO_2^- 等[21]。常见非 $AlCl_3$ 型离子液体结构式如图 1-3 所示。

1.3.3.3　Zwitterionic 型盐

为阻止离子液体中阳离子的迁移而保证目标锂离子的顺利移动，Ohno 等[22,23] 将离子液体的阴、阳离子通过共价键连接在同一分子中形成 Zwitterionic 型盐，这种离子液体在电场中只能取向而不能移动，其典型结构如图 1-4

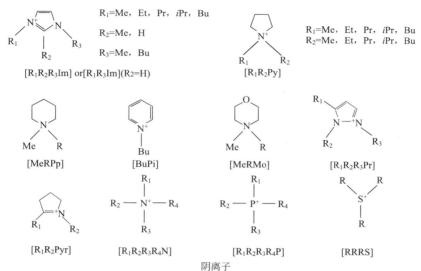

图 1-3　常见非 AlCl₃ 型离子液体结构式

所示。

n=3，EIm-3S；n=4，EIm-4S   EIm-5csI

图 1-4　典型 Zwitterionic 型盐结构

由于降低了离子的自由度，导致 Zwitterionic 型盐熔点较高（一般为 100～300℃）[24～26]。该离子液体与等物质的量的二（三氟甲基磺酰）亚胺锂（LiTF-SI）混合后生成无定形的液态混合物，这是由于 TFSI⁻阴离子和 Zwitterionic 型盐的阳离子相互作用得到了具有离子导电性的混合物，如 EIm-4S/LiTFSI 混合物在 30℃时的离子电导率为 2.4×10^{-5} S/cm。增加连接阴、阳离子的碳链长度会降低离子液体的熔点，但同时降低了黏度，导致离子电导率增加。从热稳定性和离子电导率两方面综合考虑，最佳的碳链长度为 $C_5 \sim C_7$[27,28]。

1.3.3.4　双（多）中心阳离子离子液体

除了单中心阳离子的离子液体外，人们也研究了双中心和多中心阳离子的离子液体。Lall 等[29] 报道了多元铵磷酸离子液体，该离子液体在室温下是黏稠液体，电导率较高，且不与水发生反应。这类离子液体制备过程简单，只需在水溶液中将多元铵卤盐的阴离子进行离子交换即可。Ito 等[30] 合成了 10 个双中心咪唑阳离子的离子液体 $C_n(EIm)_2-X_2$，其分子结构如图 1-5 所示，其中 $n=6$ 和 8 时电导率较高（30℃时为 10^{-3} S/cm），当加入 LiTFSI 后仍保持相对较高的电导率。Armstrong 等[31~33] 和 Shreeve 等[34~36] 合成了双中心咪唑阳离子的离子液体和双中心吡咯阳离子的离子液体，并发现双中心阳离子的离子液体具有更大的密度、更高的热稳定性和更宽的液态温度范围，但是关于此类离子液体的电化学性能的研究尚未见报道。

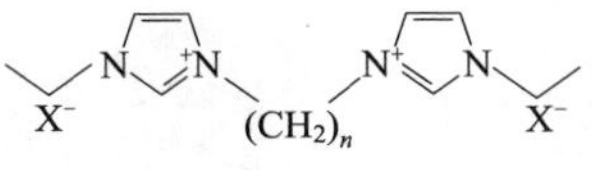

X=Br，TFSI

图 1-5　双中心咪唑阳离子的离子液体的结构

1.3.3.5　多元熔融盐体系

我国学者[37,38] 利用廉价的尿素和乙酰胺分别以一定比例和 LiTFSI 混合得到了低温共熔盐，其物理化学性能见表 1-1。

表 1-1　低温熔融盐电解液的物理化学性能（25℃）

项目	共熔点 /℃	离子电导率 /($\times 10^{-3}$ S/cm)	阴极分解电压 (Li^+/Li)/V	阳极分解电压 (Li^+/Li)/V
LiTFSI/尿素(1/3.6,摩尔比)	−37.6	0.23	0.8	3.8
LiTFSI/乙酰胺(1/4,摩尔比)	−67	1.07	0.7	4.4

1.3.4　离子液体的合成方法

离子液体的合成大体上分为两种方法：一步合成法和两步合成法。常见的咪唑类离子液体可由一步法和两步法得到，如图 1-6 所示。

一步合成法就是通过酸碱中和反应或季铵化反应制备离子液体，如采用甲

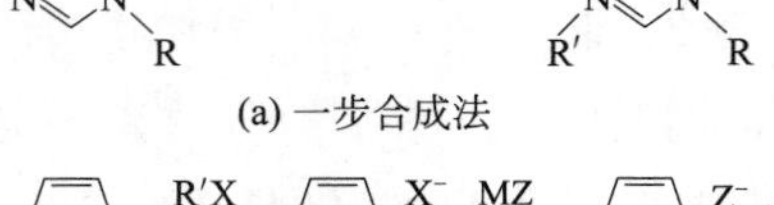

(a) 一步合成法

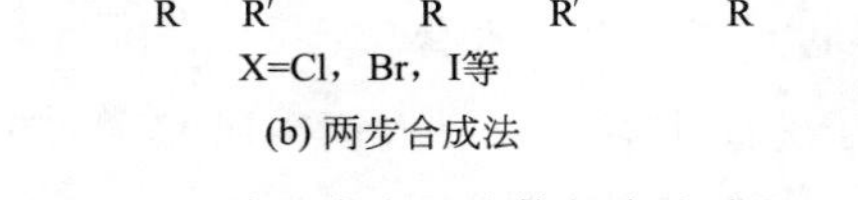

X=Cl，Br，I等

(b) 两步合成法

图 1-6　咪唑类离子液体的合成路径

基咪唑和烷基三氟甲基磺酸制备 1-烷基-3-甲基咪唑三氟甲磺酸离子液体[39]；甲基咪唑和三氟乙酸乙酯一步法反应生成 1-甲基-3-乙基咪唑三氟甲酸离子液体[40]；四氟硼酸和叔胺在乙醇中反应可得到一系列不同阳离子的四氟硼酸离子液体[41]。一步法的优点为工艺简单、无副产物、生成物易纯化。

由于一步法制备的离子液体种类有限，因此两步法是制备离子液体的常用方法，即先把叔胺或杂环化合物制成卤代铵盐，再通过阴离子交换得到目标离子液体。二烷基咪唑类和烷基吡啶类离子液体的合成是两步法制得的离子液体的典型代表。第一步，卤代烷（RX）与烷基咪唑和烷基吡啶通过季铵化（或烷基化）反应得到含目标阳离子的卤化物（为避免空气中的氧气和水汽对卤化物离子液体的影响，第一步反应需在惰性气体保护下进行）；第二步，目标阴离子 Y⁻ 置换出阴离子 X⁻ 或加入路易斯酸 MXy 得到目标离子液体。两步法的优点是普适性好、产率高，但是阴离子交换反应生成了等物质的量的无机盐副产物。

1.4　离子液体电解液

由于离子液体具有电导率高，电化学稳定窗口宽，在较宽的温度范围内不挥发、不易燃，绿色环保等优点，因此将其作为锂离子电池和电化学电容器等器件的电解质和增塑剂具有十分诱人的应用前景。目前其应用形式主要为两类：一是直接用作液态电解液[42~44]；二是将室温离子液体引入聚合物中复合得到离子液体/聚合物电解质[45~47]。特别是后者，兼具了离子液体和聚合物电解质的优点，使得电池的稳定性和安全性都得到进一步提高。

1.4.1　咪唑阳离子类离子液体液态电解液

1-甲基-3-乙基咪唑阳离子（EMI^+）液体黏度较小、电导率高（最高可达 $10^{-2}\,S/cm$），成为咪唑类离子液体中最被大家关注的种类。其中 $EMICl$-$AlCl_3$、$EMIBF_4$、EMITFSI 离子液体可应用于太阳能电池、超级电容器、锂离子电池中[48]。

$AlCl_3$ 型离子液体作为电解液应用于锂离子电池中的研究较早。Fung 等[49]将 $EMICl/AlCl_3/LiCl$（1.0/1.2/0.15，摩尔比）用作 $LiAl/LiCoO_2$ 电池的电解液，添加 $0.05\,mol/kg$ 苯磺酰氯（$C_6H_5SO_2Cl$）消除了电解液中的 $Al_2Cl_7^-$，提高了离子液体的化学稳定性，电池首次放电容量达到 $112\,mA\cdot h/g$，库仑效率大于

90%。Ui 等[50] 在 LiCl 饱和的 EMICl/AlCl$_3$（2/3，摩尔比）电解液中添加 0.1mol/L 的 SOCl$_2$ 得到了离子液体电解液，天然石墨、人造石墨、软炭和硬炭均可在其中进行可逆的嵌脱锂循环，0.1C 倍率循环 30 次后，放电容量仍为 296～395mA·h/g，库仑效率均大于 90%。然而，AlCl$_3$ 吸水性很强，添加剂 C$_6$H$_5$SO$_2$Cl 和 SOCl$_2$ 等物质易挥发、易燃烧，大大限制了 AlCl$_3$ 型离子液体的应用。

基于 BF$_4^-$、PF$_6^-$、TFSI$^-$ 阴离子的非 AlCl$_3$ 型咪唑类离子液体对水不敏感，较上述 AlCl$_3$ 型离子液体更具优势。但是，MacFarlane 等[51] 认为咪唑环平面的几何约束、烷基的摆动及电荷在 N-C-N 之间的离域降低了离子液体的熔点，更为不利的是，2 位碳上的质子具有较强的还原性，阳离子还原电位很高（1V，Li$^+$/Li），使得金属锂或碳材料无法直接用作电池负极。原因是酸性质子阻碍了电极表面 SEI 膜的形成，导致离子液体在电极表面分解。将 2 位碳上的质子用烷基取代是目前常用的改性方法。Hayashi 等[52] 将咪唑环上的质子用烷基取代合成 1,2-二乙基-3,4(5)-二甲基咪唑二（三氟甲基磺酰）亚胺（DEMITFSI）离子液体，将其与 0.8mol/L 的 LiTFSI 混合作为 Li/LiCoO$_2$ 电池的电解液，LiCoO$_2$ 表现出 100mA·h/g 的容量。Seki 等[53,54] 将咪唑环 2 位碳上的质子用甲基取代，并在 3 位引入正丙基制备了 1,2-二甲基-3-丙基咪唑阳离子（DMPI$^+$），采用 0.32mol/kg 的 LiTFSI＋DMPITFSI 作为 Li/LiCoO$_2$ 电池的电解液，在 1/8C 倍率下，LiCoO$_2$ 的首次充、放电比容量分别为 143mA·h/g 和 133mA·h/g，循环 120 次后容量保持稳定。Sang-Young Lee 等[55] 研究了以 LiPF$_6$ 为导电盐、BDMIPF$_6$ 为电解液时锂离子电池的性能，重点分析了该种电解质中各阴、阳离子的扩散情况，结果表明，阳离子 BDMI$^+$ 对 Li$^+$ 的扩散有较大的影响，两者是竞争关系，该方法通过建立一个扩散模型解释了室温离子液体作为锂离子电池电解液时性能较差的原因是 BDMI$^+$ 扩散速率比 Li$^+$ 快，形成了一个阻挡 Li$^+$ 扩散的势垒。也可以选择嵌锂电位较高的负极材料组装电池来解决 2 位碳还原性强的问题，如钛酸锂（Li$_4$Ti$_5$O$_{12}$）负极的理论嵌锂电位为 1.55V（Li$^+$/Li）[56]。Nakagawa 等[57] 在 Li$_4$Ti$_5$O$_{12}$/LiCoO$_2$ 电池中，采用 1mol/L 的 LiBF$_4$/EMIBF$_4$ 作为电解液，0.2C 倍率下首次放电容量为 120mA·h/g，库仑效率 74%。该倍率下循环 50 次后，电池仍保持初始放电比容量的 94%。Garcia[58] 将 1mol/L 的 LiBF$_4$＋EMIBF$_4$、1mol/L 的 LiTFSI＋EMITFSI 分别用作 Li$_4$Ti$_5$O$_{12}$/LiCoO$_2$ 电池的电解液，室温下，1C 倍率充放电时，采用 1mol/L 的 LiTFSI/EMITFSI 电解液的电池 200 次循环后放电容量仍为 106mA·h/g，容量保持率大于 90%。

Chagnes 等[59,60] 将离子液体 1-丁基-3-甲基咪唑四氟硼酸（BMIBF$_4$）与 LiBF$_4$ 混合用作电解液，当 LiBF$_4$ 浓度为 1mol/L，且添加 γ-丁内酯（GBL，GBL/BMIBF$_4$＝3/2，体积比）时，该电解液体系的热稳定性明显优于传统有机电解液（LiPF$_6$＋EC/DEC/DMC，2/2/1，体积比），Li$_4$Ti$_5$O$_{12}$ 负极在该体系电解液中循环性能优良，但石墨负极却性能较差。

除了将 2 位碳烷基取代、采用还原电位较正的负极材料以外，在离子液体电解液中加入成膜添加剂也是一种解决办法。加入成膜添加剂后，可以在负极表面形成稳定的保护膜，阻止了咪唑阳离子先于锂离子在负极表面的分解，使得锂离子可以在石墨类负极中进行有效的嵌脱锂循环。较为常用的成膜添加剂有碳酸乙烯酯（EC）[61]、丙烯腈（AN）、亚硫酸乙烯酯（ES）[62] 和碳酸亚乙烯酯（VC）等[63]。Diaw 等[64] 将 GBL 或乙腈（ACN）加入离子液体 IMIBF$_4$ 中显著提高了离子液体的电导率，减小了 Li$^+$ 的迁移阻力，提高了电池的倍率性能，其中性能最优的电解液为 GBL/IMIBF$_4$（3/2，体积比）和 ACN/IMIBF$_4$（7/3，体积比）。Holzapel 等[65,66] 研究发现，当添加剂 VC 少量用于 1mol/L 的 LiPF$_6$/EMITFSI 电解液时，SFG44 石墨/Li 电池在循环 100 次后，充电比容量仍保持在 350mA·h/g，无明显衰减。

1.4.2 脂肪族链状季铵阳离子类离子液体液态电解液

与咪唑类离子液体相比，此类离子液体的阳离子稳定性较好，电化学稳定窗口大于 5V，金属锂可以稳定存在于此类离子液体中，但石墨也无法直接作为负极材料，这是因为在首次充电时季铵阳离子先于 Li$^+$ 嵌入石墨层间，阻碍 Li$^+$ 在石墨层间的有效嵌脱[52]。选择加入成膜添加剂可以在季铵阳离子的嵌入反应发生前于电极/电解液界面形成优良的 SEI 膜，阻止离子液体阳离子的嵌层反应，石墨表现出良好的循环性能。Katayama 等[67] 在 1mol/L 的 LiTFSI/TMHATFSI［三甲基正己基铵二（三氟甲基磺酰）亚胺］电解液中加入碳酸乙烯酯（EC），由于在石墨电极表面形成了稳定的 SEI 膜，阻止了 TMHA$^+$ 嵌层反应，Li$^+$ 得以在石墨电极中进行有效的嵌/脱锂循环。郑洪河等[68~70] 详细研究了 ES、VC、Cl-EC、EC 添加剂在 1mol/L LiTFSI/TM-HATFSI 电解液中的作用。无添加剂存在的情况下，Li/天然石墨电池以 15mA/g 的电流密度进行恒流充放电，其容量只有 26mA·h/g，远小于天然石墨的理论比容量（372mA·h/g）；上述四种添加剂中 Cl-EC 效果最优，添加体积分数为 20% 的 Cl-EC 后，电池首次放电容量增加到 352.9mA·h/g，循环 100 次容量仍保持在 350mA·h/g 以上。但是由于电池内阻较高，导致天然石墨在此类离子液体电解液中的倍率性能较差。与此同时，尖晶石 $LiMn_2O_4$ [71,72] 和 $LiCoO_2$ [73] 正极材料在 1mol/L LiTFSI/TMHATFSI 电解液中也表现出优良的循环性能，但其倍率性能也并不理想。Sato 等[74] 制备了 0.9mol/L 的 LiTFSI/DEMETFSI [N,N'-二乙基-N-甲基-N-(2-甲氧基乙基)铵二（三氟甲基磺酰）亚胺] 电解液，并添加体积分数 10% 的 VC，在 0.1C 倍率下，$LiCoO_2$/石墨电池首次放电容量为 100mA·h/g，第 2 次放电容量为 130mA·h/g，循环 100 次和 350 次后放电容量分别下降至 120mA·h/g 和 104mA·h/g，但是倍率性能仍然较差。Seki 等[75] 组装了以 0.32mol/L LiTFSI/DEMETFSI 为电解液的 $LiCoO_2$/Li 电池，在 0.125C 倍率下电池首次放电容量为 145mA·h/g，循环 100 次后容量保持在 118mA·h/g。Egashira 等[76~78] 在四甲基铵阳离子上引入腈基制得了离子液体 CTMATFSI [三甲基（腈基甲基）铵二（三氟甲基磺酰）亚胺]，并制备了离子液体电解液，即 0.2mol/L 的 LiTFSI/CTMATFSI。研究表明，引入腈基后金属锂在不锈钢电极上沉积/溶解的可逆性得到改善，可能原因为腈基的引入使得在金属锂表面形成了保护膜。

1.4.3　吡咯和哌啶阳离子类离子液体液态电解液

吡咯和哌啶阳离子类离子液体为环状季铵型离子液体，环状季铵盐的离子来源是四氢吡咯（五元环）及哌啶（六元环）。由于其结构与上述链状季铵类离子液体相似，所以其物化性质以及用作锂离子电池电解液时的性能均与链状季铵类离子液体类似。Sun 等[79] 合成了大量以三氟甲基磺酰胺为阴离子的季铵盐离子液体，研究发现：链状季铵盐和吡咯烷盐都遵守小而对称性高的阳离子熔点较高、大而对称性低的阳离子熔点较低的规律。室温下吡啶烷盐 P_{14} 与含相同碳原子数的季铵盐 N_{1134} 和咪唑盐 BMI 的电导率关系为：σ_{N1134}（0.8×10^{-3} S/cm）<σ_{P14}（2×10^{-3} S/cm）<σ_{BMI}（3.8×10^{-3} S/cm），说明阳离子结构上的平面性有助于提高离子液体的电导率。Howlett 等[80] 研究发现，当电流密度为 1.0mA/cm^2 时，Pt 电极在 0.5mol/kg 的 LiTFSI/Py_{13}TFSI [N-甲基-N-丙基吡咯二（三氟甲基磺酰）亚胺离子液体] 电解液中 Li 的沉积/溶解效率超过 99%，但是电流密度增大到 1.75mA/cm^2 时便产生枝晶，沉积/溶解效率明显降低。Byrne 等[81] 在上述电解液中加入 Zwitterion 型吡咯盐后，即使当电流密度增大到 2.0mA/cm^2 时 Li 的沉积/溶解效率也大大改善。Sakaebe 等[82,83] 合成了阳离子为 N-甲基-N-丙基哌啶（Pp_{13}）的离子液体，以 0.4mol/L 的 LiTFSI/Pp_{13}TFSI 为电解液，Li/$LiCoO_2$ 电池在 0.1C 倍率下，

首次放电容量为 130mA·h/g，且随着循环的进行衰减很小；在 0.5C 充放电倍率下循环 50 次后放电容量为 87mA·h/g。Sakaebe 和 Matsumoto 等[84,85] 比较了 TFSI⁻、（CF_3SO_2）（CF_3CO）N^-：（$TSAC^-$）和（FSO_2）$_2N^-$：（FSI^-）不同阴离子以及 Pp_{13} 阳离子组成的离子液体作为锂离子电池电解液的性能，0.4mol/L 的 $LiTFSI/Pp_{13}FSI$ 为电解液时，$Li/LiCoO_2$ 电池的大倍率（2C）充放电性能最优。

1.4.4　吡唑阳离子类离子液体液态电解液

吡唑阳离子类离子液体用作锂离子电池电解液的报道较少。Josip 等[86] 合成了 1,2-二甲基-4-氟-吡唑四氟硼酸（$DMFPrBF_4$）和 1-乙基-2-甲基吡唑四氟硼酸（$EMPrBF_4$），并组装了以 0.8mol/L $LiAsF_6/EMPrBF_4$ 为电解液的 $LiMn_2O_4/Li$ 电池，电池库仑效率达 95% 以上。Lebdeh 等[87] 合成了 $DEM-Pr_{123}TFSI$ [N,N'-二乙基-3-甲基吡唑二（三氟甲基磺酰）亚胺] 离子液体，在其中加入摩尔分数为 10% 的 LiTFSI 得到了离子液体电解液，在 0.08C 倍率下，$LiFePO_4/Li_4Ti_5O_{12}$ 电池在 20℃ 时首次放电容量为 127mA·h/g，库仑效率为 88%；5℃ 时首次放电容量为 92mA·h/g，库仑效率为 77%。

1.5　离子液体聚合物复合电解质

1.5.1　以 PEO 为基体的离子液体聚合物电解质

自 1973 年 Wright 等发现聚氧化乙烯（PEO）与电解质盐混合物具有离子导电性以来，以其为基体的聚合物电解质在化学电源、传感器等方面引起了人们的高度重视[88]。目前，以 PEO 为基体的离子液体-聚合物电解质也是研究最多的体系。

1.5.1.1　咪唑类

研究人员首先采用咪唑类离子液体合成了离子液体-聚合物电解质膜。Nakagawa 等[89] 将 $EMIBF_4$ 与 $LiBF_4$ 混合，制得二元室温熔融盐 $Li-EMIBF_4$，20℃ 时其电导率为 $7.4×10^{-3}$S/cm。然后将交联的聚氧乙烯（PEO，质量分数为 15%）加入其中，室温下搅拌 6h，得到均一凝胶溶液。将凝胶溶液涂于不锈钢盘中，采用现场聚合法，即用电子束照射，得到厚度为 $100μm$ 的凝胶聚合物电解质 $GLi-EMIBF_4$。$Li-EMIBF_4$ 和 $GLi-EMIBF_4$ 在 300℃ 时均具有较好的热稳定性，且两者的电导率均达 10^{-3} S/cm 数量级，但聚合后的 GLi-EMIBF$_4$ 的电导率略有下降。电池 Li$_4$Ti$_5$O$_{12}$/LiEMIBF$_4$/LiCoO$_2$ 和 Li$_4$Ti$_5$O$_{12}$/GLi-EMIBF$_4$/LiCoO$_2$ 的测试结果表明：以 GLi-EMIBF$_4$ 为电解质的电池由于内阻较大和离子迁移较慢的原因，造成其容量较小，但是其循环性能却优于以 LiEMIBF$_4$ 为电解质的电池性能。由此可见，离子液体与凝胶电解质混合形成的"锂离子-室温离子液体混盐"有望代替传统的有机溶液增塑型电解质，延长电池的使用寿命。

1.5.1.2　吡咯类

之后，人们采用吡咯类离子液体制备了一系列聚合物电解质。J. H. Shin 等[90] 通过离子液体与聚合物电解质的结合，提高了固体聚合物电解质的电导率（固体聚合物电解质的电导率上限是 10^{-4} S/cm，加入离子液体后电导率上升一个数量级）。电解质的主要成分是聚氧乙烯（PEO）、二（三氟甲基磺酰）亚胺锂（LiTFSI）和离子液体 N-甲基-N-丙基吡咯二（三氟甲基磺酰）亚胺（PYR$_{13}$TFSI）。按照 PYR$_{13}$TFSI：P(EO)$_{20}$LiTFSI＝3：2（体积比）混合均匀，采用热压法制得图 1-7 中 a 所示的离子液体-聚合物电解质隔膜。在 30℃下，该类电解质的电导率见表 1-2。

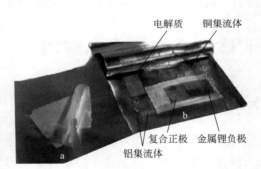

图 1-7　离子液体-聚合物电解质隔膜

a—离子液体-聚合物电解质膜；b—含离子液体-聚合物电解质膜的固态电池结构

表 1-2　离子液体及电解质膜的电导率

测试物质	电导率/(S/cm)
纯离子液体 PYR$_{13}$TFSI	10^{-6}
离子液体-聚合物电解质膜 I　PYR$_{13}$TFSI：P(EO)$_{20}$LiTFSI＝1：1（质量比）	10^{-4}
离子液体-聚合物电解质膜 II　PYR$_{13}$TFSI：P(EO)$_{20}$LiTFSI＝2：3（质量比）	10^{-3}

J. H. Shin 进一步研究发现[91]，当在聚合物电解质 P(EO)$_{20}$LiTFSI 中加入 PYR$_{14}$TFSI [N-丁基-N-甲基吡咯烷二（三氟甲基磺酰）亚胺]，且当

$n(\mathrm{PYR}_{14}^{+})\ :\ n(\mathrm{Li}^{+})=3.22\ :\ 1.00$ 时，其 20℃ 时的电导率为 $2\times10^{-4}\mathrm{S/cm}$，比不加 $\mathrm{PYR}_{14}\mathrm{TFSI}$ 时提高了一个数量级，电化学稳定窗口为 6V。在电池性能测试中，将质量分数分别为 43% 的 $\mathrm{V_2O_5}$、7% 的炭粉、17.5% 的 PEO、5% 的 LiTFSI 和 27.5% 的 $\mathrm{PYR}_{14}\mathrm{TFSI}$ 热压制成 $\mathrm{V_2O_5}$ 复合正极（图 1-7 中 b）。当 $n(\mathrm{PYR}_{14}^{+})\ :\ n(\mathrm{Li}^{+})=1.92\ :\ 1.00$ 时，初始容量为 210mA·h/g，在 40℃ 下循环 80 次后，容量仍保持 60%（图 1-8）。以上述相同方法热压制成 $\mathrm{LiFePO_4}$ 复合正极[92]，当 $n(\mathrm{PYR}_{14}^{+})\ :\ n(\mathrm{Li}^{+})=1.73\ :\ 1.00$ 时，聚合物电解质在 40℃ 时的电导率达 $0.6\times10^{-3}\mathrm{S/cm}$，240 次循环后容量保持率达 86%，500 次循环后仍显示出较好的可逆循环性能，性能优于 $\mathrm{Li/V_2O_5}$ 体系，并且其倍率性能（图 1-9）明显优于传统的锂金属-聚合物电解质（无溶剂）电池系统，可高达 $1.52\mathrm{mA\cdot cm^2}$（2C）。这些都说明离子液体的加入改善了锂金属-聚合物电池在一定温度下的放电性能。

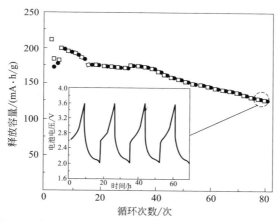

图 1-8　$\mathrm{Li/V_2O_5}$ 电池的循环曲线［电解质为 $\mathrm{PYR}_{14}\mathrm{TFSI\text{-}P(EO)_{20}LiTFSI}$］

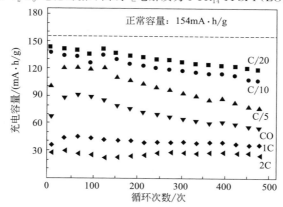

图 1-9　$\mathrm{Li/LiFePO_4}$ 电池的倍率性能曲线［电解质为 $\mathrm{P(EO)_{20}LiTFSI\text{-}PYR_{13}TFSI}$］

1.5.1.3 吡啶类

近年来，人们尝试以 PEO 为基体，用吡啶类离子液体制备离子液体-聚合物电解质膜取得了一定进展。Hu Cheng 等[93] 采用离子液体 BMPyTFSI [1-丁基-4-甲基吡啶二（三氟甲基磺酰）亚胺，其结构式见图 1-10]、锂盐 LiTFSI、聚合物 PEO、溶剂乙腈（其中离子液体与锂盐的摩尔比为 1:1），以溶液浇注法制备了厚度为 $80\sim120\mu m$、不同 x 值（x 为 $BMPy^+$ 与 Li^+ 的摩尔比）的弹性离子液体-聚合物电解质膜。测试发现，40℃下，该离子液体-聚合物电解质膜的电导率和电化学稳定窗口随 BMPyTFSI 含量的增加而增加，而 Li^+ 迁移数随 BMPyTFSI 含量的增加而减少。其中电导率最高可达 $6.9\times10^{-4}S/cm$。当 $x=1.0$ 时，Li^+ 迁移数为 $t_{Li^+}=0.15$，电导率为 $1.0\times10^{-5}S/cm$，电化学稳定窗口为 5.3V。

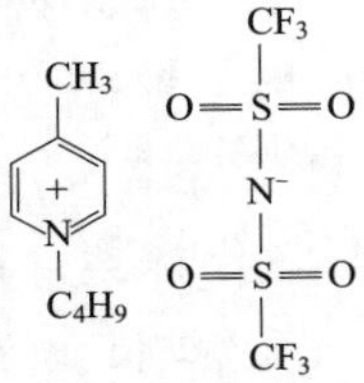

图 1-10　离子液体 BMPy-TFSI 的结构式

1.5.2　以 P(VdF-HFP)为基体的离子液体聚合物电解质

20 世纪，Fuller 等[94] 将离子液体 ［BMIM］BF_4、［BMIM］TF 和 ［BMIM］PF_6 在一定溶剂下与 P(VdF-HFP) 复合形成一种弹性的自撑膜，其耐高温性能良好。当离子液体：P(VdF-HFP)＝2:1（质量比）时，室温下电导率为 $10^{-3}S/cm$，100℃时电导率大于 $10^{-2}S/cm$。

M. Ollinger 等[95] 将离子液体 DMBITFSI（1,2-二甲基-3-n-丁基咪唑）、锂盐 LiTFSI、聚合物 P(VdF-HFP)、溶剂 DBE（俗称尼龙酸二甲酯）混合，并添加纳米 TiO_2 作为填充物制得离子液体-聚合物电解质，其组成为：1mol/L 的 LiTFSI、质量分数为 6.4％的 DMBITFSI、质量分数为 3.6％的 P(VdF-HFP)、质量分数为 88.9％的 DBE、质量分数为 1.1％的纳米 TiO_2。测试表明，该离子液体-聚合物固态电解质电导率为 $1.3\times10^{-3}S/cm$，与纯离子液体 DMBITFSI 相似。将 DBE 含量不同（质量分数为 87％～91％）的固态电解质沉积在 $LiCoO_2$ 正极上，通过 SEM 观察正极表面形貌可以发现，固态电解质没有严重地从多孔正极中渗透出来。当用金属锂做负极，将离子液体-聚合物电解质采用激光打印的方法沉积在 $LiCoO_2$ 正极上制得微型锂离子电池时，电池库仑效率达到 98％，容量为 $205\mu A\cdot h/cm^2$，显示了该类电解质在固态微型锂离子电池中的应用前景。

蒋晶等[96] 将亲水性 $EMIBF_4$ 和疏水性 $BMIPF_6$ 两种离子液体分别掺入

到 P(VdF-HFP) 的共聚物中，通过真空蒸发将其中的溶剂 NMP 脱除，制备了两种凝胶型离子液体聚合物电解质，即 $EMIBF_4$/P(VdF-HFP) 离子液体聚合物电解质和 $BMIPF_6$/P(VdF-HFP) 离子液体聚合物电解质，它们兼具离子液体和聚合物电解质的优点，其热稳定性、力学性能和电化学稳定性均较好。该离子液体聚合物电解质的电导率随离子液体含量的增加而升高，且电导率与温度的关系符合阿伦尼乌斯方程。其中，当 $EMIBF_4$ 与 P(VdF-HFP) 共聚物的质量比为 2 : 1 时，室温电导率可达 3.67×10^{-3} S/cm。

K. S. Kim 等[97] 制备了一种新型离子液体 $Mor_{1,2}$ TFSI [N-乙基-N-甲基吗啉二（三氟甲基磺酸酰）亚胺]，该离子液体合成原理及其结构式见图 1-11。

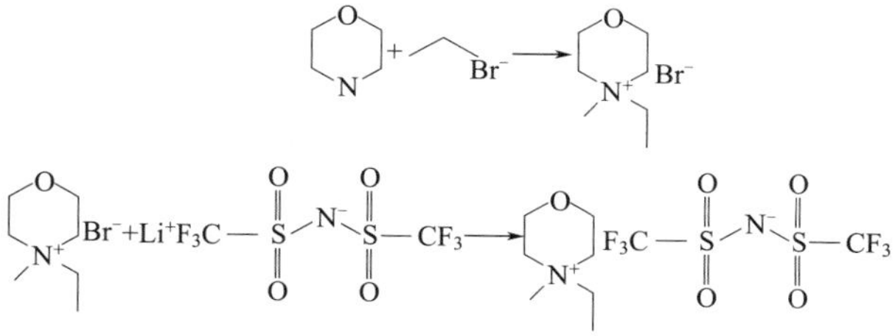

图 1-11 离子液体 $Mor_{1,2}$ TFSI 合成过程

制得的 $Mor_{1,2}$ TFSI 可以进一步制备两种离子液体-聚合物电解质膜。一种是将 P(VdF-HFP) 和 $Mor_{1,2}$ TFSI 在丙酮中混合 24h，然后将混合物倒入培养皿中，用刀片刮涂，并在室温下干燥 24h，将混合物中的丙酮挥发，得到离子液体-聚合物电解质膜；另一种是在得到的第一种电解质中添加 PC。测试表明：温度升高、离子液体 $Mor_{1,2}$ TFSI 的含量增加，离子液体-聚合物电解质膜的电导率也增加，并且 PC 的加入可以提高电导率（表 1-3）。但是 PC 在 100℃ 时会挥发，这使电解质膜的热稳定性变差。

表 1-3　不同温度和质量比的离子液体-聚合物电解质膜的电导率

项目	m[P(VdF-HFP)] : m($Mor_{1,2}$ TFSI)			m[P(VdF-HFP)] : m($Mor_{1,2}$ TFSI) : m(PC)	
	1 : 1	1 : 2	1 : 3	1.9 : 1.9 : 1	1 : 2 : 1.3
电导率(30℃)/(S/cm)	2.5×10^{-5}	3.3×10^{-4}	8.0×10^{-4}	3.4×10^{-3}	5.7×10^{-3}
电导率(60℃)/(S/cm)	1.1×10^{-4}	1.2×10^{-3}	2.5×10^{-3}	6.3×10^{-3}	1.1×10^{-2}

1.5.3 其他聚合物基体的离子液体-聚合物电解质

Sun 等[98] 研制出一种新型离子液体-锂盐聚合物电解质体系，他们采用的聚合物是聚（2-丙烯酰胺-2-甲基丙烷磺酸锂）（PAMPSLi）和 N-乙烯基甲酰胺的共聚物 PAMPALi/PVF；离子液体为 N-乙基-N,N',N''-三丁基铵乙基磺酸盐（$N_{6444}MS$）。此离子液体对聚合物电解质表现出良好的溶解能力。研究发现，以聚合物为基体的离子液体-聚合物电解质的电导率比同类不含离子液体的均聚物电解质的电导率高 3 倍以上。固态脉冲场 LiNMR 检测表明，此离子液体-聚合物电解质中的锂离子可以自由移动，而在均聚物中锂离子在 80℃时才会有部分移动。但此类离子液体-聚合物电解质的电导率有待进一步提高。因此能与该离子液体形成性能更优良的电解质的聚合物锂盐还有待进一步的研究。

为了提高聚合物电解质的电导率和锂离子的迁移率，Forsyth 等[99] 合成了离子液体［EMIm］DCA（1-甲基-2-乙基咪唑二氰基亚胺，其合成过程及其结构式见图 1-12）。之后，将它作为聚合物凝胶电解质的溶剂组分，与聚 2-丙烯酰胺-2-甲基-1-丙基磺酸锂（PAMPSLi）混合，室温下电导率可以达到 10^{-2} S/cm。这是因为离子液体作为介电常数很高的介质，能够掩蔽聚合物上的电荷与锂离子之间的离子相互作用，导致了更强的离子解离能力；同时二氰基亚胺阴离子是很好的电子给予体，能够与锂离子相互作用。

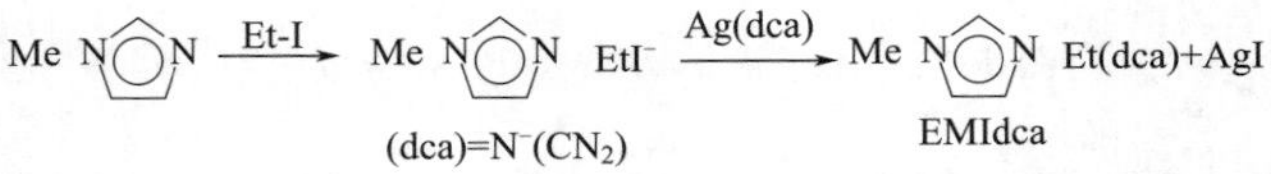

图 1-12 离子液体［EMIm］DCA 的合成过程

Jakub Reiter 等[100] 采用疏水性离子液体 $BMIPF_6$、聚合物 PEOEMA、锂盐 $LiPF_6$、溶剂 PC 和 EC 制备了离子液体-聚合物电解质膜。其具体制备方法为：将摩尔比为 $BMIPF_6$：PEOEMA：$LiPF_6$：PC：EC＝9.8：49.2：1.8：19.6：19.6 的各物质混合后通入氮气 8min（氮气产生的气泡可以使各物质混合更加均匀）得到均一浆料。然后将浆料倒入直径为 5cm 加盖的培养皿中，称重后置于 85℃的干燥箱中预热 2h。从干燥箱中取出后，将培养皿放入干燥器中慢慢冷却。这种电解质室温电导率达到 $0.94×10^{-3}$ S/cm，电化学稳定窗口为 4.3V。在 150℃下，该电解质不易挥发，热稳定性良好，有望用于负极为 $Li_4Ti_5O_{12}$，正极为 $LiCoO_2$、$LiNiO_2$、$LiMn_2O_4$ 的锂离子电池中。

Ohno 等[101] 将 N-乙烯基-3-乙基咪唑三氟甲基磺酰亚胺（EVIFSI）离子液体用偶氮二异丁腈引发，乙烯基发生自由基聚合后得到离子液体聚合物电解质，但是聚合后体系的电导率由单体的 10^{-2} S/cm（60℃）下降到 10^{-5} S/cm（50℃）。加入 LiTFSI 后，离子液体聚合物电解质的电导率提高了 10 倍。

Hu 等[102] 用 LiTFSI 与乙酰胺合成了离子液体聚合物电解质，Li^+ 在该电解质中的传导遵循 VTF 方程，在该电解质中存在着自由离子和紧密电子对。25℃时，其离子电导率为 $1.2\times10^{-3}\,S/cm$，60℃时为 $5.73\times10^{-3}\,S/cm$。

1.6 本书的主要研究内容

开发新型的性能优异、安全性高、无毒环保的锂离子电池电解质已经成为当今世界各大电池厂商和研究机构迫切关注的焦点，而离子液体以其无挥发、不易燃、毒性极小等特点成为最具潜力的候选材料之一。本书拟从含离子液体的锂离子电池电解质的热性能以及电化学性能出发，深入了解离子液体对提高电解质性能的积极作用，探索电化学性能优良的离子液体电解质；并研究锂离子电池常用正、负极材料与离子液体电解质的匹配性，旨在开发具有实用前景的离子液体电解质体系。主要研究内容如下。

① 合成离子液体 BMITFSI、EMITFSI，并与离子液体 BMIBF$_4$、EMIBF$_4$ 进行对比，分析阴、阳离子对离子液体物理性能以及电化学性能的影响；探讨不同锂盐（LiPF$_6$、LiClO$_4$、LiTFSI）种类及其浓度对电解质性能的影响，在此基础上优化离子液体电解液的组成。

② 研究优化的离子液体电解液与常用锂离子电池正、负极材料（LiCoO$_2$、LiFePO$_4$、Li$_4$Ti$_5$O$_{12}$、石墨）的匹配性；通过加入成膜添加剂改善电解液与电极材料的相容性，提出添加剂对改善电解液与电极材料的相容性、提高电池性能的作用机理。

③ 制备离子液体为 EMIPF$_6$ 的聚合物电解质，并添加适当的有机增塑剂以改善电解质与锂离子电池常用电极材料的相容性；从研究离子液体聚合物电解质/电极的界面性质入手，探讨有机增塑剂的作用机理，研究离子液体电解质的导电机制。

④ 制备离子液体为 EMITFSI 的聚合物电解质，对比 EMIPF$_6$ 体系离子液体聚合物电解质，从结构角度研究阴离子对离子液体聚合物电解质性能的影响。通过研究离子液体聚合物电解质与锂离子电池常用电极材料的匹配性，探讨聚合物电解质的应用前景。

⑤ 首次采用三氧化二铋-石墨烯复合膜（Bi$_2$O$_3$@石墨烯）代替汞膜电极，在 HAc-NaAc 缓冲溶液中同时测定重金属铅和镉，并考察 pH 值、富集时间和富集电位对阳极溶出伏安曲线的影响，同时考察了方法的线性范围、检出限和重现性，为 Bi$_2$O$_3$@石墨烯膜电极用于药物中痕量铅和镉的测定提供理论依据。

第 2 章
实验材料与实验方法

2.1 实验材料和化学试剂

实验中所用的主要材料和化学试剂见表 2-1。

表 2-1　实验中所用的主要材料和化学试剂

药品名称	规格	厂家
10% Nafion 溶液	分析纯	Sigma-Aldrich
$Bi(NO_3)_3$	分析纯	上海阿拉丁生化科技股份有限公司
$Cd(NO_3)_2$	分析纯	上海阿拉丁生化科技股份有限公司
NaAc	分析纯	上海阿拉丁生化科技股份有限公司
HAc	分析纯	上海阿拉丁生化科技股份有限公司
磷酸亚铁锂($LiFePO_4$)	电池级	山西力之源有限公司
钴酸锂($LiCoO_2$)	电池级	天津巴莫科技有限公司
钛酸锂($Li_4Ti_5O_{12}$)	电池级	哈尔滨光宇电源有限公司提供
石墨(MAGD)	分析纯	日立化成
乙炔黑(AB)	分析纯	福建奥鹏
锂离子电池电解液($LiPF_6$/EC：EMC：DMC＝1：1：1)	电池级	哈尔滨光宇电源有限公司
N-甲基吡咯烷酮(NMP)	分析纯	天津市瑞金特化学品有限公司
聚偏氟乙烯(PVDF)	分析纯	ATOFINA
聚偏氟乙烯-六氟丙烯[P(VdF-HFP)]		ALDRICH,美国
三氟甲基磺酰亚胺锂(LiTFSI)	分析纯	ACROS ORGANICS,美国
溴化 1-乙基-3-甲基咪唑(EMIBr)	分析纯	上海成捷
溴化 1-丁基-3-甲基咪唑(BMIBr)	分析纯	上海成捷
1-丙基-3-甲基咪唑四氟硼酸盐($BMIBF_4$)	分析纯	上海成捷
1-丙基-3-甲基咪唑六氟磷酸盐($BMIPF_6$)	分析纯	上海成捷
碳酸乙烯酯(EC)	分析纯	张家港市国泰华荣化工新材料有限公司
碳酸丙烯酯(PC)	分析纯	张家港市国泰华荣化工新材料有限公司
DEC	分析纯	北京化学试剂研究所
EMC	分析纯	北京化学试剂研究所

续表

药品名称	规格	厂家
碳酸二甲酯（DMC）	分析纯	北京化学试剂研究所
碳酸亚乙烯酯（VC）	分析纯	北京化学试剂研究所
无水乙醇	分析纯	天津天大化学试剂厂
二氯乙烷（CH_2Cl_2）	分析纯	天津天大化学试剂厂
丙酮	分析纯	天津天大化学试剂厂
铝箔	厚度 $10\mu m$	日本制铁
铜箔	厚度 $10\mu m$	日本制铁
聚丙烯隔膜	—	Celgard 公司
电池壳	363048A	无锡金扬
锂片	99.99%	北京有色金属研究院

2.2 实验仪器与设备

实验中使用的主要仪器见表 2-2。

表 2-2 实验中使用的主要仪器

仪器名称	型号	生产厂家
电子天平	AL104	梅特勒-托利多仪器有限公司
数显电导率仪	DBS-11A	上海雷磁新汀仪器有限公司
数显智能控温磁力搅拌器	SZCL-2	巩义予华仪器有限责任公司
真空干燥箱	DZ-1BC	天津泰斯特仪器有限公司
真空手套箱	STX-1	南京科析实验仪器研究所
粉末压片机	769YP-15A	天津市科器高新技术公司
扣式电池封口机	—	自制
极片冲切设备	—	自制
恒温水浴锅	HH-S	江苏金坛县医疗仪器厂
高纯氩气	Ar-99.99%	哈尔滨黎明气体公司
电池测试系统	BTS-510A(5V-1mA/5mA)	深圳新威尔电子有限公司
差示量热扫描仪	DSC-141	法国 SETARAM 公司
FTIR 红外光谱仪	Nicolet550	美国尼高力仪器公司
X 射线光电子能谱	5700ESCA System	美国 PHI 公司
扫描电子显微镜	S-4700	日立公司
电化学综合测试系统	CHI604B/630A/630B/660D	上海辰华仪器有限公司
BET 比表面积分析仪	ASAP2020	美国麦克仪器公司
pH 计	320-s	Mettler-Toledo
X 射线衍射仪	D/max-γβ	日本理学电机株式会社

2.3 样品制备

2.3.1 离子液体的制备

EMIFP$_6$ 经 80℃ 真空干燥除湿后直接使用。

EMITFSI 由 EMIBr 与 LiTFSI 合成而得[103]，制备流程如图 2-1 所示。具体制备方法如下。

① 将等摩尔比的 EMIBr 与 LiTFSI 分别溶解于去离子水中，得到澄清透明的溶液，混合上述溶液并于常温下磁力搅拌 12h，使两者按化学反应方程式（2-1）反应完全。

$$EMIBr + LiTFSI \longrightarrow EMITFSI + LiBr \tag{2-1}$$

② 反应结束后，混合溶液明显分为上下两层，用二氯甲烷萃取下层油状液体，并用去离子水清洗数次，至上层水状溶液用 Ag^+ 检验无浑浊物生成为止。

③ 下层油状液体经旋转蒸发除去二氯甲烷后得到产物 EMITFSI，经 100℃真空干燥 24h 后，迅速移至充满氩气的手套箱中备用。

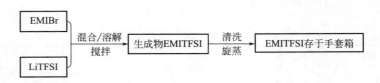

图 2-1　EMITFSI 制备流程图

2.3.2　电解质的制备

2.3.2.1　离子液体电解液的制备

在充满氩气的手套箱中称取适量锂盐（$LiClO_4$、$LiBF_4$、$LiPF_6$、LiTFSI）与离子液体（$EMIBF_4$、EMITFSI、BMITFSI）混合，常温下搅拌 6h，使锂盐完全溶于离子液体，即得离子液体电解液（如需加入添加剂，则按其含量称取添加剂溶于上述离子液体电解液）。

2.3.2.2　离子液体-凝胶聚合物电解质的制备

称取适量聚合物基体 P(VdF-HFP) 溶于有机溶剂 NMP，常温下搅拌 6h，待 P(VdF-HFP) 完全溶解后加入适量离子液体与锂盐，常温下搅拌 12h 得到透明均一的凝胶液；称取适量凝胶液，置于自制 PTFE 模具中，在 80～90℃真空干燥箱中脱去其中的有机溶剂，得到弹性自撑的电解质膜；将电解质膜从模具中剥离后，冲成直径为 15mm 的圆片，得到离子液体-凝胶聚合物电解质膜，置于充满氩气的手套箱中保存。制备离子液体-凝胶聚合物电解质膜的工艺流程见图 2-2。

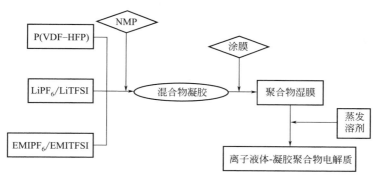

图 2-2 制备离子液体-凝胶聚合物电解质膜的工艺流程

2.3.3 电极的制备

电极制备流程如图 2-3 所示。具体做法如下。

① 将 PVDF 粉末溶于 NMP 中配成质量分数为 11% 的 PVDF 乳液，然后把活性物质（active material）、导电剂（conductive agent）、黏结剂（binder）按照一定质量比混合并充分搅拌，加入适量 NMP 调整黏度，得到均一透明的浆料。

② 将浆料均匀刮涂至集流体（正极集流体为铝箔，负极集流体为铜箔）上后，于 120℃ 真空干燥 12h，除去溶剂 NMP。

③ 自然冷却至室温后取出，使用自制的模具冲切得到直径 14mm 的电极片。

④ 采用粉末压片机将电极片压实后称重，再将电极片于 80℃ 下真空干燥 10h，除水后移至充满氩气的手套箱中备用。

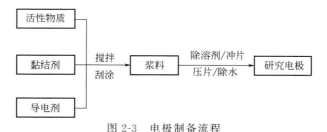

图 2-3 电极制备流程

2.3.4 扣式电池的组装

以制备得到的电极为工作电极，金属锂片（直径 16mm，厚度 0.2mm）为对电极，聚丙烯薄膜（吸取离子液体电解液）/离子液体聚合物为电解质，组装 CR2025 型扣式电池，其结构如图 2-4 所示。

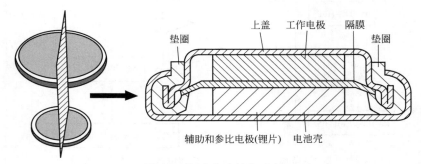

图 2-4　扣式电池结构示意

2.3.5　非阻塞实验电池的组装

"对称电极实验电池"也称为"非阻塞实验电池"，其组装方法和扣式电池一样，只是正负极均采用金属锂片或均采用不锈钢电极片。

2.3.6　Bi_2O_3@石墨烯材料制备及工作电极修饰

首先采用溶剂热及后续焙烧的方法制备 Bi_2O_3 纳米颗粒，然后采用静电自组装和水热反应制备 Bi_2O_3@石墨烯材料。

取 2mg Bi_2O_3@石墨烯粉末超声分散至 $500\mu L$ 10％的 Nafion 溶液中，得到玻碳电极修饰液。

将玻碳电极依次用乙醇、硝酸、去离子水分别超声 5min，再依次用 $1.0\mu m$、$0.3\mu m$、$0.05\mu m$ 粒径的 α-Al_2O_3 粉末反复打磨至镜面，用去离子水超声清洗 5s 后干燥。将 $6\mu L$ 玻碳电极修饰液滴涂在电极表面，用氮气将电极干燥待用。实验测试前，电解质溶液均通氮气 5min 除氧处理，所有测试在室温下进行。

三电极系统为：Bi_2O_3@石墨烯膜修饰玻碳电极为工作电极，Ag/AgCl 电极为参比电极，铂电极为对电极。

2.4　物理性能表征

2.4.1　扫描电子显微镜

本实验使用的扫描电子显微镜有：日立 S-4700、FEI-Quanta 200F 和

KYKY-EM3200。粉末样品、电极片、离子液体-聚合物电解质无须处理，可直接用于测试；在手套箱中将电池拆开，取出电极片和电解质，用碳酸二甲酯（DMC）清洗后晾干，随机裁取待测试电极片和电解质样品，用导电胶带固定于样品台上，并装入密封袋后取出手套箱，迅速转移进 SEM 仪器后抽成真空状态，等待测试。

2.4.2　差示扫描量热法

差示扫描量热法（different scanning calorimetry，DSC）实验时称量约 10mg 的样品，在各样品要求的测试温度范围内，以 10℃/min 的升温速率进行扫描。实验时以一个空的氧化铝坩埚为参比，以 100mL/min 的氮气为载气。

2.4.3　燃烧实验

燃烧实验（flammability test）用来考察离子液体-凝胶聚合物电解质的可燃性。采用 PTFE 膜包裹的镊子夹取适量样品，用火源快速点燃样品后迅速移开火源，观察样品的燃烧程度，并记录持续燃烧的时间。

2.4.4　X 射线衍射

本实验采用 XRD 检测不同条件下聚合物电解质的结晶化程度。实验使用日本理学电机株式会社的 D/max-$\gamma\beta$ 旋转阳极 X 射线衍射仪，具体实验条件为：Cu K$_\alpha$ 辐射源，石墨单色器，电压为 45kV，电流为 50mA，扫描速度为 5°/min，扫描角度范围为 5°～80°，取数间隔为 0.02°。测试结果用 MDI Jade5.0 分析。

2.4.5　X 射线光电子能谱

本实验使用的是美国 PHI5700-ESCA，以 Al-K$_\alpha$ 为 X 射线源，X 光电子能量为 1486.6eV，用容式半球形精密电子能量分析器，以固定通过能模式进行测试。功率为 250W，分析室真空度大于 1×10^{-9}Pa，分析角度为 45°，首先以通过能（pass energy）PE＝187.85eV 在 0～1350eV 范围内做全谱扫描，然后以 PE＝29.55eV 做每个元素的高分辨率扫描。XPS 数据的拟合分析采用 XPSPEAK 软件。

2.4.6 傅里叶变换红外光谱

本实验采用傅里叶变换光谱分析电极/电解质界面物质的结构和官能团种类，从而推测电极表面物质的成分。光谱测试范围为 $4000\sim500cm^{-1}$；分辨率为 $0.8cm^{-1}$；波数精度为 $0.01cm^{-1}$。

2.5 电化学性能表征

2.5.1 电化学稳定窗口

电化学稳定窗口由线性扫描伏安法（linear sweep voltammetry，LSV）扫描获得[104]，采用 CHI630B 电化学工作站及三电极体系测量。工作电极为 Pt 圆盘电极（$3.14cm^2$），参比电极和辅助电极均采用锂箔，扫描速率为 $10mV/s$。每次测量前，电极采用粒径为 $0.3\mu m$ 的 α-Al_2O_3 粉抛光处理至镜面效果。

2.5.2 电导率

离子液体电解液的电导率采用 DDS-11A 型数字式电导率仪，在 N_2 气氛下测量。电导电极为 DJS-1C 型（黑），电极常数为 0.95/25℃。

离子液体-聚合物电解质的电导率采用电化学阻抗法（electrochemical impedance spectroscopy，EIS）测量[105]，测试体系为"不锈钢/电解质/不锈钢"阻塞型实验电池，由 CHI604B 电化学工作站测得本体电阻 R_b，依照式(2-2)计算出电导率。

$$\sigma=\frac{d}{R_bS} \tag{2-2}$$

式中　d——离子液体-聚合物电解质厚度，cm；

　　　R_b——离子液体-聚合物电解质本体电阻，Ω；

　　　S——不锈钢电极面积，cm^2。

测试温度范围为室温至 80℃，采用恒温水浴锅控制温度，控温精度为 ±1℃，达到设定温度并恒温 1h 后进行测量。

2.5.3 锂离子迁移数

采用稳态电流（chronoamperometry，CA）与电化学阻抗测试联用的方法测试电解质的锂离子迁移数[106]。测试体系为"金属锂/电解质/金属锂"实验电池，由 CHI604B 电化学工作站得到电解质的稳态极化曲线，极化电位为 10mV，测试时间为 1000s。在对样品进行稳态极化曲线的测量前后对其进行电化学阻抗测试，频率范围为 $10^{-2} \sim 10^5$ Hz。依照式(2-3)计算出电解质的锂离子迁移数。

$$t_{Li^+} = \frac{I_s(U - I_0 R_0)}{I_0(U - I_s R_{ss})} \tag{2-3}$$

式中　I_0——初始态电流，A；

　　　I_s——稳态电流，A；

　　　U——极化电压，V；

　　　R_0——初始态膜电阻，Ω；

　　　R_{ss}——稳态时的膜电阻，Ω。

2.5.4　循环伏安

循环伏安法（cyclic voltammetry，CV）可用于研究电极反应机理，是重要的电化学研究方法之一。输入信号为三角波，控制研究电极的电极电势按一定的速率从起始值变化至终止值，然后按同样速率再回到起始值。或在起始电势和终止电势间多次往复循环变化，同时记录响应电流，得到电流-电势曲线。曲线中电流峰的形状和位置可以提供反应机理及可逆性方面的信息。

本书中电池的循环伏安实验在电化学分析仪 CHI630A 上进行，扫描速率为 0.1mV/s。对于"Li/LiFePO$_4$"和"Li/LiCoO$_2$"电池，电压扫描范围为 2.7～4.2V；对于 Li/Li$_4$Ti$_5$O$_{12}$ 电池，电压扫描范围为 1.0～3.0V。

2.5.5　电化学阻抗谱

电化学阻抗谱（electrochemical impedance spectroscopy，EIS）技术是研究电极过程动力学及电极界面现象的重要手段。通过测量很宽频率范围内的阻抗频谱来研究电极系统，可以获得比其他电化学方法更丰富的动力学及界面结构的信息。通过等效电路图对电化学阻抗谱进行拟合后得到电化学反应过程的相关参数，从而分析界面结构的变化。

本书通过测试阻塞型扣式电池"Li/电解质/Li"的阻抗来表征金属 Li/电解质界面的稳定性。阻抗随着电池放置时间的增加而不断变化，通过对比阻抗的数值变化来判断电解质体系与金属锂的界面稳定性。为了消除电极本身质量和面积的误差，在阻抗测试时，选用的电极都具有相同的面积和质量。

2.5.6 恒流充放电

充放电实验可以研究实验电池的可逆性、循环稳定性，是检测电解质材料与电极材料匹配性最常用、最有力的手段之一。

本书采用新威 BTS-510A（5V-1mA 和 5V-5mA）电池性能测试系统对扣式实验电池"Li/电解质/LiCoO$_2$""Li/电解质/LiFePO$_4$""Li/电解质/石墨（MAGD）""Li/电解质/Li$_4$Ti$_5$O$_{12}$"进行测试，参数设置见表2-3。其中，所示电位均是以 Li/Li$^+$ 体系为参比电极测得的。

表 2-3 充放电实验参数表

步骤	正极		负极	
	LiCoO$_2$	LiFePO$_4$	石墨（MAGD）	Li$_4$Ti$_5$O$_{12}$
第 1 工步	静置 5min	静置 5min	静置 5min	静置 5min
第 2 工步	恒流充电至 4.2V	恒流充电至 4.2V	恒流放电至 0.01V	恒流放电至 1.5V
第 3 工步	恒压充电 30min	恒压充电 30min	静置 5min	静置 5min
第 4 工步	静置 5min	静置 5min	恒流充电至 1.5V	恒流充电至 3V
第 5 工步	恒流放电至 2.7V	恒流放电至 2.7V	循环 20 次	循环 20 次
第 6 工步	循环 20 次	循环 20 次	停止	停止
第 7 工步	停止	停止		

2.5.7 阳极溶出伏安法测定重金属离子

将三电极系统置于 15mL 含 Pb^{2+} 和 Cd^{2+} 浓度分别为 40μg/L 及 70μg/L 的 HAc-NaAc 缓冲溶液中，在恒定电位下搅拌富集相应时间，再静置 2s，进行阳极溶出伏安扫描，电位扫描范围为 $-1.0 \sim -0.3$V，记录电极表面 Pb^{2+} 和 Cd^{2+} 的溶出伏安曲线。方波溶出伏安法的参数设置：频率为 50Hz，电位阶跃为 4mV，振幅为 40mV。每次测量前，将电极在 -0.3V 恒定电位下搅拌 300s 以清洗工作电极表面。

第3章
离子液体电解液的研究

在离子液体中，甲基吡唑阳离子类离子液体室温电导率最高，其次是甲基咪唑阳离子类离子液体[107]，由于前者价格昂贵、不易得到，故甲基咪唑类是目前最为广泛研究的离子液体。与该阳离子组合的阴离子种类繁多，其中 BF_4^-、PF_6^-、$TFSI^-$ 等较为常见[108,109]。

在本章中，对阳离子为 BMI^+、EMI^+；阴离子为 BF_4^-、$TFSI^-$ 的离子液体进行了物理化学性质对比，尤其研究了阳离子烷基取代基以及不同阴离子对离子液体电化学性能的影响。同时，为了探索离子液体作为锂离子电池电解液应用的可能性，选择锂盐 $LiPF_6$、$LiClO_4$、$LiTFSI$ 分别与离子液体混合制备电解液，并研究了其电化学性能以及与锂离子电池常用正、负极材料的相容性。

3.1 离子液体的结构与物理性能

3.1.1 离子液体的结构

本章采用的离子液体的阳离子为 1-甲基-3-乙基咪唑（EMI^+）、1-甲基-3-丁基咪唑（BMI^+）；阴离子为四氟硼酸（BF_4^-）、二（三氟甲基磺酰）亚胺（$TFSI^-$），其结构式见图 3-1。

由图 3-1 可见，咪唑为五元杂环化合物，1-烷基咪唑即由烷基取代 1 号位 N 原子上的 H 原子，其结构与咪唑阳离子相同。当另一个正离子取代基（如 R^+）去进攻 3 号位带有孤对电子的 N 原子时，由于形成了一个五元环的大 π 键，此时便形成了一个稳定的有机阳离子。另外，咪唑环的 2、4、5 号位也可以带有不同的取代基，这样带有不同取代基的咪唑阳离子与其他有机或无机阴

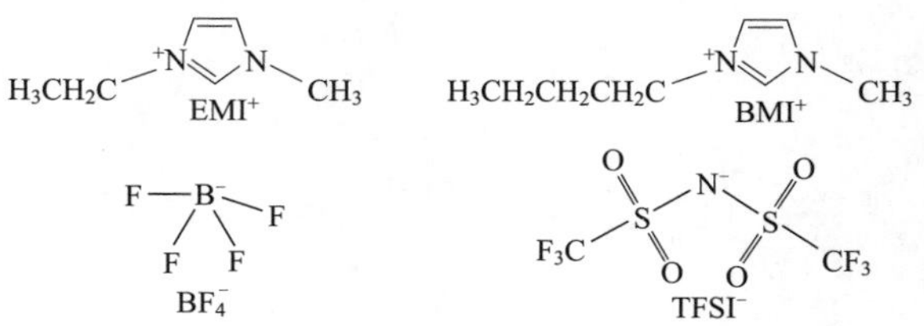

图 3-1　离子液体阴、阳离子结构式

离子组合在一起即形成了形形色色的咪唑类离子液体[110]。本章采用的离子液体的阳离子 EMI[+]、BMI[+] 的 1 号位取代基都是—CH$_3$，3 号位取代基则分别为—C$_2$H$_5$ 和—C$_3$H$_8$。正是由于 3 号位烷基取代基链长的细微差别，使得 EMI[+]、BMI[+] 阳离子的物理化学性质也有所不同，下面将作详细讨论。

3.1.2　离子液体的物理性能

　　对本章采用的离子液体做了基本的物理性能表征，包括分子量、密度、黏度和熔点等，具体数值总结于表 3-1。

表 3-1　离子液体的基本物理性能

离子液体	分子量	密度/(g/cm^3)	黏度/mPa·s	熔点/℃
BMIBF$_4$	225.90	1.210	165	—81
BMITFSI	419.15	1.436	45	—2
EMITFSI	391.09	1.520	26	—17

　　由表 3-1 可知，阴离子对离子液体的基本物理性能影响较大。密度的测量仅需精确的分析天平和标有精确刻度的玻璃容器即可实现。本实验离子液体密度的测量用比重瓶来完成，该方法适用于离子液体量较少的情况。对比 BMI-TFSI、EMITFSI 发现，对于咪唑阳离子类离子液体，在阴离子相同的情况下，其密度随着取代基碳链长度增加而降低，这与 Wilkes 的结论一致[111]。对比 BMIBF$_4$、BMITFSI 发现，前者的分子量明显小于后者，而两者的密度却差别不大，可能的原因为阴离子 TFSI[−] 的体积明显大于 BF$_4^-$。

　　黏度是离子液体的重要物理性能之一，室温下大多数的离子液体的黏度一般在 10～1000mPa·s 范围内，远远大于常用有机溶剂的黏度，比水的黏度大几十倍甚至上百倍。由表 3-1 可见，BMITFSI 的黏度明显大于 EMITFSI，这主要因为 EMI[+] 中其 3 号位的乙基侧链较短，活动性较强，且具有较低的分子量，因而由其组成的离子液体的黏度就相对较低[112]。阴离子结构对离子液体的黏度的影响也很明显，对比 BMIBF$_4$、BMITFSI 可见，阴离子的对称性越高，相应的离子液体的黏度也越高，这与许多研究者的观点相一致[113~115]。

　　熔点是物质由晶相到液相的转变温度。采用 DSC 分析了离子液体的熔点，测试结构列于表 3-1。McEwen 等[116] 通过详细研究阴阳离子的结构对离子液体熔点的影响，试图揭示导致离子液体具有较低熔点的原因。结果表明，当阴阳离子相互作用缩小到范德瓦尔斯力或氢键水平上时，所形成晶体的离子非有效堆积便成为影响熔点的主要因素。对比 BMIBF₄、BMITFSI 发现，在阳离子相同的情况下，阴离子的体积对熔点的影响显著。当阴离子电荷数都为－1时，大多数离子液体的熔点随着阴离子的体积增大而升高；对比 BMITFSI、EMITFSI 发现，阳离子体积越大，离子液体的熔点越高，这与 Ellis 的研究结果相一致[117]。

3.2　离子液体的电化学性能

3.2.1　离子电导率

　　离子电导率是衡量离子液体能否应用于锂离子电池电解液的重要参数之一。离子液体的离子电导率可由式（3-1）计算。

$$\sigma = \frac{yF^2 d}{6\delta N_A M_w \eta}\left[(\zeta_a r_a)^{-1} + (\zeta_c r_c)^{-1}\right] \tag{3-1}$$

式中　σ——离子电导率；

　　　y——离解度（$0<y<1$）；

　　　F——常数；

　　　d——密度；

　　　N_A——阿伏加德罗常数；

　　　M_w——分子量；

　　　η——黏度；

　ζ_a，ζ_c——阴、阳离子的微黏度因子；

　r_a，r_c——阴、阳离子的半径。

　　由上式可见，离子电导率的大小与离子液体的黏度、分子量、密度以及离子大小有关[118~120]，其中，黏度的影响最明显，表现为黏度越大，离子电导率越低；密度越大，离子电导率越高；离子电导率也受阴、阳离子大小的影响，体积较大的离子迁移率低，导致离子电导率降低[121]。室温下，咪唑类离子液体的离子电导率一般在 10^{-3} S/cm 左右。

实验中，离子液体 BMIBF$_4$、BMITFSI、EMITFSI 的离子电导率由数显电导率仪测试得到，上述离子液体的离子电导率与温度的关系见图 3-2。

由图 3-2 可以看出，3 种离子液体的离子电导率均随着温度的升高而大致呈线性关系增大。室温下，BMIBF$_4$、BMITFSI 离子液体的离子电导率分别为 3.94×10^{-3} S/cm 和 4.02×10^{-3} S/cm，EMITFSI 的室温离子电导率最高，达到 8.00×10^{-3} S/cm。

在较低温度范围内，离子电导率与温度的关系符合阿伦尼乌斯方程，见式(3-2)。

$$\sigma = A\,\mathrm{e}^{\frac{-E_\mathrm{a}}{RT}} \tag{3-2}$$

如图 3-3 所示为 3 种离子液体的阿伦尼乌斯曲线，在 $10 \sim 40$℃ 的温度范围内上述 3 种离子液体均呈现出阿伦尼乌斯行为。

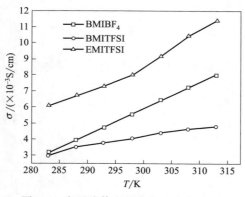

图 3-2　离子液体电导率与温度的关系

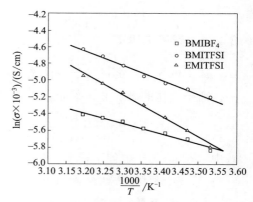

图 3-3　离子液体的阿伦尼乌斯曲线

3.2.2　电化学稳定窗口

离子液体的电化学稳定性取决于阴、阳离子的种类和性质，在电化学极化过程中，正极表面发生阴离子的氧化反应，负极表面发生阳离子的还原反应，因此阴离子的氧化极限电位和阳离子的还原极限电位决定着离子液体的电化学稳定窗口。电化学稳定窗口的大小说明离子液体的电化学稳定性的优劣。采用三电极装置通过测试离子液体的线性扫描伏安曲线得到其电化学稳定窗口，测试结果见图 3-4。

从图 3-4 可得出离子液体的氧化反应的极限电位和还原反应的极限电位，通过计算得到离子液体的电化学稳定窗口，计算结果列于表 3-2。

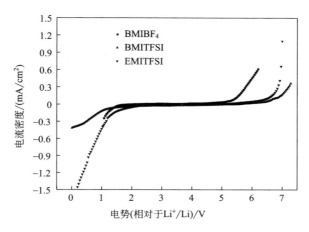

图 3-4　离子液体的线性扫描伏安曲线

表 3-2　离子液体的电化学稳定窗口

离子液体种类	还原极限电位(Li^+/Li)/V	氧化极限电位(Li^+/Li)/V	电化学稳定窗口/V
$BMIBF_4$	1.45	5.15	3.70
BMITFSI	1.65	6.25	4.60
EMITFSI	1.55	6.35	4.80

　　对比表 3-2 中离子液体的电化学稳定窗口可知，3 种离子液体的阳离子还原极限电位相差不大，但是 $TFSI^-$ 氧化电位明显高于 BF_4^-。其中，$BMIBF_4$ 的电化学稳定窗口最窄，仅为 3.70V，BMITFSI 和 EMITFSI 的电化学稳定窗口均大于 4.50V，满足锂离子电池的实用性需要。然而，3 种离子液体的阳离子还原极限电位均在 1.5V(Li^+/Li) 附近，使得石墨（MAGD）负极无法在电极表面进行有效的嵌/脱锂循环，因为石墨类负极的工作电压平台在 0 (Li^+/Li) 附近，而上述 3 种离子液体的阳离子将先于石墨（MAGD）类负极发生还原反应。因此，可以考虑使用工作电压平台较高的负极材料与离子液体电解液搭配使用（如 $Li_4Ti_5O_{12}$）。

3.3　离子液体电解液的制备及其电化学性能

3.3.1　离子液体电解液的制备

　　在离子液体中加入锂盐，可制备成离子液体电解液，其组成及编号见表 3-3。

表 3-3　离子液体电解液的组成及编号

离子液体电解液编号	离子液体	锂盐	锂盐浓度/(mol/L)
BB-1	BMIBF$_4$	LiClO$_4$	1
BB-2	BMIBF$_4$	LiPF$_6$	1
BB-3	BMIBF$_4$	LiTFSI	1
BT-1	BMITFSI	LiClO$_4$	1
BT-2	BMITFSI	LiPF$_6$	1
BT-3	BMITFSI	LiTFSI	1
ET-1	EMITFSI	LiClO$_4$	1
ET-2	EMITFSI	LiPF$_6$	1
ET-3	EMITFSI	LiTFSI	1

3.3.2　离子液体电解液的电化学性能

采用数显电导率仪测试上述各离子液体电解液的室温离子电导率，结果列于表 3-4 中。

表 3-4　离子液体电解液的室温离子电导率

离子液体电解液编号	BB-1	BB-2	BB-3	BT-1	BT-2	BT-3	ET-1	ET-2	ET-3
离子电导率(25℃)/($\times 10^{-3}$S/cm)	3.00	3.20	1.83	2.56	3.02	3.63	3.55	4.06	5.60

与纯离子液体的室温离子电导率比较发现，加入锂盐后得到的离子液体电解液的室温离子电导率均略有下降，这主要是由于加入锂盐后增大了电解液的黏度所致。对比表 3-4 中数据可以发现，锂盐为 LiTFSI 的离子液体电解液的室温离子电导率高于锂盐为 LiPF$_6$ 和 LiClO$_4$ 的离子液体电解液，其原因可能是 LiTFSI 的阴离子体积较大，使得其他离子处于游离状态，便于移动。然而，在 BMIBF$_4$ 中加入 LiTFSI 却是个特例，两者混合得到的离子液体电解液的室温离子电导率低于含其他锂盐的 BMIBF$_4$ 离子液体电解液，这大概是由于 TFSI$^-$ 和 BF$_4^-$ 相互作用，使得离子的迁移受到阻碍所致。

采用线性扫描伏安法测量离子液体电解液的电化学稳定窗口，各电解液的线性伏安曲线见图 3-5。

从图 3-5 中分别读出氧化极限电位和还原极限电位，进而计算出电化学稳定窗口，结果列于表 3-5。

表 3-5　离子液体电解液的电化学稳定窗口

项目	离子液体电解液编号								
	BB-1	BB-2	BB-3	BT-1	BT-2	BT-3	ET-1	ET-2	ET-3
还原极限电位(Li$^+$/Li)/V	0.50	1.00	1.10	2.00	1.06	1.55	0.39	0.88	0.88

续表

项目	离子液体电解液编号								
	BB-1	BB-2	BB-3	BT-1	BT-2	BT-3	ET-1	ET-2	ET-3
氧化极限电位 (Li⁺/Li)/V	4.25	4.90	4.80	5.16	5.18	4.41	2.99	3.85	5.58
电化学稳定窗口/V	3.75	3.90	3.70	3.16	4.12	3.86	2.60	2.97	4.70

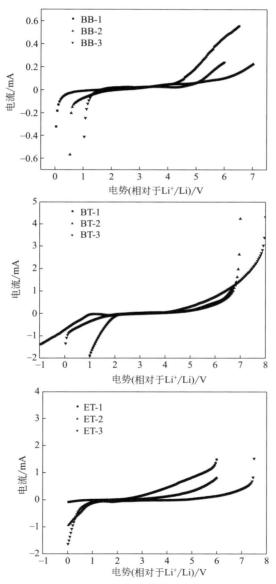

图 3-5 离子液体电解液的线性扫描伏安曲线

对比表 3-5 中离子液体的电化学稳定窗口可知，离子液体 $BMIBF_4$ 中加入锂盐后电化学稳定窗口变化不大，BB-1、BB-2 和 BB-3 的电化学稳定窗口均为 3.70V 左右；离子液体 BMITFSI 和 EMITFSI 中加入锂盐后电化学稳定窗口均有所下降。对比上述各离子液体电解液的电化学稳定窗口可知，ET-3 的电化学稳定窗口最宽，达到 4.70V，满足锂离子电池的实用要求。然而，$BMIBF_4$ 和 BMITFSI 两种离子液体电解液的阳离子还原极限电位均在 1.00V（Li^+/Li）以上，石墨（MAGD）负极无法在电极表面进行有效的嵌/脱锂循环。EMITFSI 离子液体电解液阳离子还原极限电位均在 1.00V 以下，可以与工作电压平台较高的负极材料搭配使用（如 $Li_4Ti_5O_{12}$）。

锂离子迁移数（t_{Li^+}）多少与锂离子电池倍率性能密切相关，提高 t_{Li^+} 可以改善锂离子电池的倍率性能。组装"金属锂/离子液体电解液/金属锂"非阻塞型电池，采用电化学阻抗与稳态电流法相结合的方法测量各离子液体电解液的锂离子迁移数，测试结果见图 3-6～图 3-8。

由图 3-6～图 3-8 的稳态极化曲线可见，在电池两端施加一个小幅度恒定电压（10mV）后，施加电压瞬间的初始电流为 I_0，随着时间的推移，电流逐渐减小并趋于一个稳定值 I_s。本实验计算锂离子迁移数的方法忽略了反应的动力学阻力，使测量结果存在一定误差，但该方法仍可以给出评价电解质中离子迁移行为的有用参数。

从图 3-6～图 3-8 的电化学阻抗谱可以看出，极化前后的交流阻抗谱在中高频区均显示为一个圆弧，在低频区显示为一条斜线。其中高频区圆弧起点与横轴交点分别为极化前后电池的本体电阻 R_0^b、R_s^b，中频区圆弧与低频区斜线的交点对应的横坐标分别为极化前后电池本体电阻与电极界面电阻的总和 R_0^{film}、R_s^{film}[106]。

测试迁移数所用的锂对称电池（Li/离子液体电解液/Li）的交流阻抗谱可用如图 3-9 所示的等效电路图来模拟。

其中，Z_W 为测试电池的扩散（warburg）阻抗；C_g 为电解质几何电容；R_b 为电解质本体电阻；R_0 和 R_{ss} 分别为极化前、后的电极界面电阻，R_0 为 R_0^{film} 与 R_0^b 的差、R_{ss} 为 R_s^{film} 与 R_s^b 的差；C_{dl} 为界面双电层电容。从交流阻抗谱中可读出 R_0 和 R_{ss} 的值，由式（2-3）计算出锂离子迁移数，列于表 3-6。

表 3-6　离子液体电解液中锂离子的迁移数

离子液体电解液编号	R_0/Ω	R_{ss}/Ω	I_0/mA	I_s/mA	t_{Li^+}
BB-1	5557.47	5718.21	0.9699	0.4262	0.27
BB-2	1547.75	1655.88	0.2856	0.1150	0.39

续表

离子液体电解液编号	R_0/Ω	R_{ss}/Ω	I_0/mA	I_s/mA	t_{Li^+}
BB-3	920.47	2063.96	0.4460	0.0172	0.04
BT-1	337.80	2458.04	1.4761	0.1508	0.10
BT-2	836.16	910.84	0.3027	0.1150	0.37
BT-3	483.99	506.92	4.1800	2.1070	0.45
ET-1	838.79	913.47	1.0970	0.4424	0.38
ET-2	5770.48	6746.94	1.4009	1.1660	0.75
ET-3	782.63	862.53	0.5465	0.4338	0.79

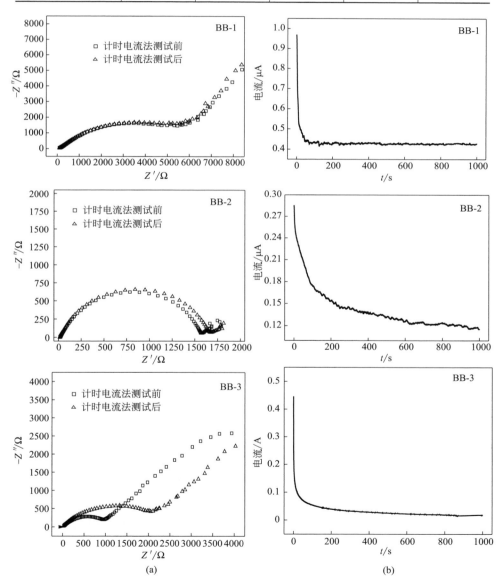

图 3-6 离子液体为 $BMIBF_4$ 的电解液的电化学阻抗谱（a）和稳态极化曲线（b）

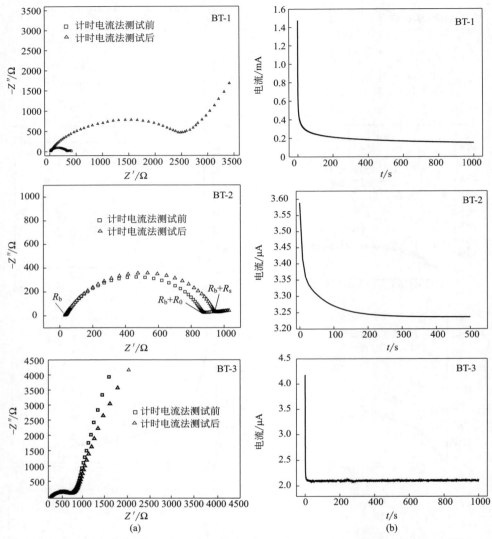

图 3-7　离子液体为 BMITFSI 的电解液的电化学阻抗谱（a）和稳态极化曲线（b）

从表 3-6 中的数据可见，锂盐为 LiTFSI 的离子液体电解液的锂离子迁移数高于锂盐为 LiPF$_6$ 和 LiClO$_4$ 的离子液体电解液，其原因可能是 LiTFSI 的阴离子体积较大，使得其他离子处于游离状态，便于移动。然而，在 BMIBF$_4$ 中加入 LiTFSI 却是个特例，两者混合得到的离子液体电解液的锂离子迁移数低于含其他锂盐的 BMIBF$_4$ 离子液体电解液，这大概是由于 TFSI$^-$ 和 BF$_4^-$ 相互作用，使得锂离子的迁移受到阻碍所致，该现象在各离子液体电解液的室温离子电导率的数据中也有所体现。在各离子液体电解液的锂离子迁移数中，

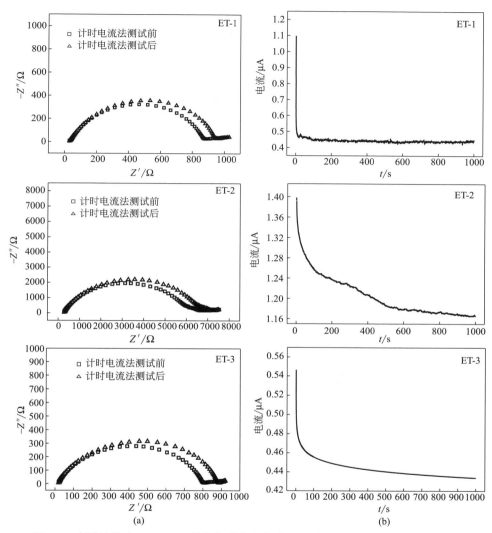

图 3-8　离子液体为 EMITFSI 的电解液的电化学阻抗谱（a）和稳态极化曲线（b）

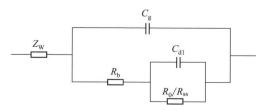

图 3-9　锂对称电池交流阻抗等效电路

1mol/L LiTFSI＋EMITFSI 的锂离子迁移数最高，可达 0.79。

为便于比较，将不同组成的离子液体电解液的电化学性能参数列于表 3-7。

表 3-7 离子液体电解液的电化学性能参数

离子液体电解液编号	离子电导率(25℃)/(×10^{-3}S/cm)	电化学稳定窗口/V	锂离子迁移数
BB-1	3.00	3.75	0.27
BB-2	3.32	3.90	0.39
BB-3	1.83	3.70	0.04
BT-1	2.56	3.16	0.10
BT-2	3.02	4.12	0.37
BT-3	3.63	3.86	0.45
ET-1	3.55	2.60	0.38
ET-2	4.06	2.97	0.75
ET-3	5.60	4.70	0.79

综合对比表 3-7 中各离子液体电解液的电化学参数可知，编号为 ET-3 的离子液体电解液各项参数均最优，其中电化学稳定窗口大于 4.70V，室温离子电导率达到 10^{-3}S/cm 数量级，锂离子迁移数高达 0.79，说明离子液体 EMITFSI 与同阴离子的锂盐 LiTFSI 搭配效果最优。可以预计，ET-3 离子液体电解液将具有最好的电池性能，在下面的实验中将进一步考察该离子液体电解液在锂离子电池中应用的可行性。

3.4 离子液体电解液的应用研究

前面对 BMIBF$_4$、BMITFSI、EMITFSI 离子液体电解液的电化学性能进行了表征，通过对室温离子电导率、电化学稳定窗口、锂离子迁移数的对比发现，组成为 1mol/L LiTFSI＋EMITFSI 的离子液体电解液各项电化学性能参数最优。接下来，分别以 LiCO$_2$、LiFePO$_4$ 为电池的正极材料，Li$_4$Ti$_5$O$_{12}$、石墨（MAGD）为电池的负极材料，进一步讨论组成为 1mol/L LiTFSI＋EMITFSI 的离子液体电解液在锂离子电池中的充放电性能及循环稳定性等，以期筛选出与上述离子液体电解液匹配的锂离子电池正、负极材料，实现离子液体电解液在锂离子电池中的成功应用。

3.4.1 锂盐浓度的影响

锂盐在锂离子电池电解液中起着提供 Li$^+$、传导电荷的作用。锂盐的浓度影响电解液的黏度，进而影响电解液的离子电导率，因此锂盐的浓度在一定程度上关系到电池的性能。

配制 LiTFSI 浓度分别为 0.5mol/L、0.8mol/L、1.0mol/L 的 EMITFSI 离子

液体电解液，组装成"Li/LiFePO$_4$""Li/LiCoO$_2$""Li/Li$_4$Ti$_5$O$_{12}$""Li/石墨（MAGD）"半电池，测试各半电池的循环性能，结果如图 3-10 和图 3-11 所示。

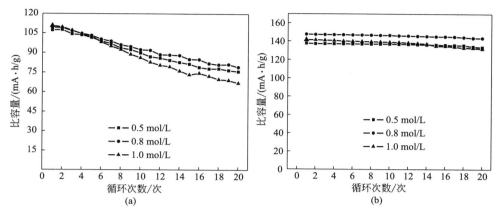

图 3-10 LiCoO$_2$（a）和 LiFePO$_4$（b）在不同锂盐浓度离子
液体电解液中的循环性能（0.1C 倍率）曲线

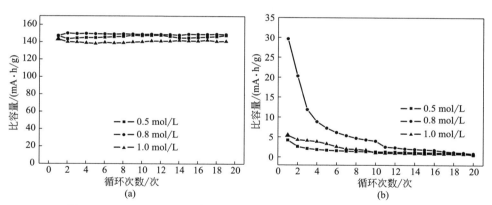

图 3-11 Li$_4$Ti$_5$O$_{12}$（a）和石墨（MAGD）（b）在不同锂盐浓度离子
液体电解液中的循环性能（0.1C 倍率）曲线

如图 3-10(a) 所示为 Li/LiCoO$_2$ 电池在不同浓度锂盐的离子液体电解液中的循环性能曲线，充放电倍率为 0.1C，电压范围为 2.7～4.2V。测试结果表明，LiCoO$_2$ 正极在离子液体电解液中的首次放电容量均可达到 110mA·h/g 左右，20 次循环后放电比容量均有较大程度的衰减。其中，以锂盐浓度为 1.0mol/L 的离子液体电解液组装的 Li/LiCoO$_2$ 电池衰减最为严重，20 次循环后放电比容量为 66.8mA·h/g，容量保持率仅为 61%；以锂盐浓度为 0.8mol/L 的离子液体电解液组装的 Li/LiCoO$_2$ 电池容量保持率最高，为

73％。总体来看，$LiCoO_2$ 在离子液体电解液中的表现不容乐观，说明本研究中的 EMITFSI＋LiTFSI 体系与正极材料 $LiCoO_2$ 相容性较差。但是，可通过加入添加剂尝试改善 $LiCoO_2$ 正极与离子液体电解液的相容性。

如图 3-10（b）所示为 $Li/LiFePO_4$ 电池在不同浓度锂盐的离子液体电解液中的循环性能曲线，充放电倍率为 0.1C，电压范围为 2.7～4.2V。测试结果表明，$LiFePO_4$ 在不同锂盐浓度的离子液体电解液中均表现出优良的循环性能，20 次循环后无明显衰减。其中，以锂盐浓度为 0.8mol/L 的离子液体电解液组装的 $Li/LiFePO_4$ 电池循环性能最优，首次放电比容量为 147.5mA·h/g，20 次循环后放电比容量仍达 143.5mA·h/g，容量保持率为 97％。$LiFePO_4$ 正极在锂盐浓度为 0.5mol/L 和 1.0mol/L 的离子液体电解液中的首次放电比容量略低，分别为 137.7mA·h/g 和 141.4mA·h/g，经过 20 次循环后放电比容量分别降至 133.5mA·h/g 和 131.8mA·h/g。

比较正极材料 $LiCoO_2$ 和 $LiFePO_4$ 在离子液体电解液中的表现可知，前者与本研究中制备的电解液相容性较差，在下面的实验中可尝试通过加入适当的添加剂来改善其相容性；后者与本研究制备的离子液体电解液相容性较好，当 LiTFSI 的浓度为 0.8mol/L 时，$LiFePO_4$ 的循环性能最优，故优选的电解液体系为 EMITFSI＋0.8mol/L LiTFSI，可作为下一步研究的电解液。

如图 3-11（a）所示为 $Li/L_4Ti_5O_{12}$ 电池在不同锂盐浓度的离子液体电解液中的循环性能曲线，充放电倍率为 0.1C，电压范围为 1.0～3.0V。测试结果表明，锂盐浓度对 $Li/Li_4Ti_5O_{12}$ 电池的循环性能影响较小。当锂盐浓度为 0.8mol/L 时，$Li_4Ti_5O_{12}$ 的首次充电比容量最高，为 147.4mA·h/g，20 次循环后无明显衰减；当锂盐浓度为 0.5mol/L、1.0mol/L 时，$Li_4Ti_5O_{12}$ 的首次充电比容量分别为 147.1mA·h/g、143.2mA·h/g，20 次循环后比容量均无明显衰减。

如图 3-11（b）所示为 Li/石墨（MAGD）电池在不同锂盐浓度的离子液体电解液中的循环性能曲线，充放电倍率为 0.1C，电压范围为 0.1～1.5V。测试结果表明，石墨（MAGD）负极在离子液体电解液中的循环性能很差，经过数次循环后，充电比容量几乎衰减至 0，这说明石墨（MAGD）负极与该离子液体电解液的相容性较差，且通过加入添加剂也难以改善相容性。前面的测试结果表明，离子液体 EMITFSI 的还原电势约为 1.5V（Li/Li⁺），远高于 Li⁺ 在石墨（MAGD）中的嵌/脱电位（0.1～0.2V，Li/Li⁺），由于离子液体在 Li⁺ 嵌/脱反应发生前分解，因此导致了石墨（MAGD）负极无法在该离子

液体电解液中进行有效的嵌/脱锂反应[121]，导致 Li/石墨 （MAGD）电池的
循环性能较差。

对比正负极材料在不同锂盐浓度的离子液体电解液中的循环性能发现，锂
盐浓度对各半电池的比容量有一定影响，确定最佳锂盐浓度为 0.8mol/L。

3.4.2 离子液体电解液与正极 LiCoO₂ 的相容性

3.4.2.1 循环伏安行为

分别以商用电解液 ［1mol/L 的 LiPF₆，EC：DEC：DMC＝1：1：1（体
积比）］和离子液体电解液（EMITFSI＋0.8mol/L 的 LiTFSI）为电解质，组
装"Li/LiCoO₂"半电池，测试半电池的循环伏安曲线，扫描速度为 0.5mV/s，
电压范围为 2.5～4.5V，测试结果见图 3-12。

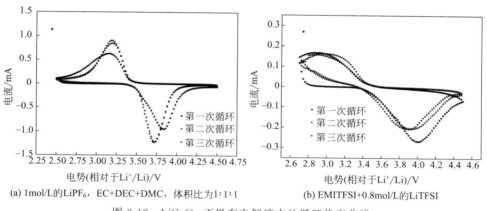

(a) 1mol/L的LiPF₆，EC+DEC+DMC，体积比为1:1:1   (b) EMITFSI+0.8mol/L的LiTFSI

图 3-12   LiCoO₂ 正极在电解液中的循环伏安曲线

由图 3-12（a）可见，LiCoO₂ 正极在商用电解液中的循环伏安曲线呈现出
对称性较好的氧化峰与还原峰，首次氧化峰值电势为 3.84V，还原峰值电势为
3.16V。在第 2 次循环中，氧化峰和还原峰位置略有变化。其中，氧化峰峰值
电势负移至 3.73V，还原峰峰值电势正移至 3.19V。第 2 次与第 3 次循环的氧
化峰与还原峰位置几乎完全重合，说明脱/嵌锂可逆性较好。

如图 3-12（b）所示为 LiCoO₂ 正极在离子液体电解液（EMITFSI＋
0.8mol/L 的 LiTFSI）中的循环伏安曲线。由图 3-12（b）可见，氧化峰与还原
峰对称性没有图 3-12（a）好，具体表现为氧化峰面积较大，还原峰面积较小。
氧化峰对应着正极材料的充电过程，还原峰对应着正极材料的放电过程，由两
者峰面积大小的差别可以初步推断"Li/LiCoO₂"电池在离子液体电解液中的
库仑效率较低。另外，首次循环的氧化峰峰值电势为 4.00V，还原峰峰值电势

为 2.88V。在第 2 次循环中,氧化峰峰值电势降低至 3.93V,还原峰峰值电势增大至 3.00V。第 2 次与第 3 次循环的氧化峰与还原峰的重合性不如图 3-12 (a) 好,说明 LiCoO₂ 正极在离子液体电解液中的脱/嵌锂可逆性没有在商用电解液中的可逆性好。

3.4.2.2 循环性能

分别以商用电解液 [1mol/L 的 LiPF₆,EC：DEC：DMC＝1：1：1（体积比）] 和离子液体电解液（EMITFSI＋0.8mol/L 的 LiTFSI）为电解质,组装 "Li/LiCoO₂" 半电池,测试半电池的首次充放电曲线,半电池的充放电截止电压为 2.7～4.2V,充放电倍率为 0.1C,测试结果见图 3-13。

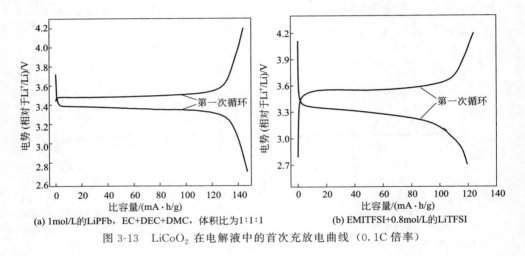

(a) 1mol/L的LiPFb,EC+DEC+DMC,体积比为1:1:1　　　(b) EMITFSI+0.8mol/L的LiTFSI

图 3-13　LiCoO₂ 在电解液中的首次充放电曲线（0.1C 倍率）

从图 3-13 可知,以商用电解液为电解质的半电池的首次充电平台大约为 3.49V,首次充电比容量为 144.1mA·h/g;放电平台大约为 3.36V,首次放电比容量为 147.0mA·h/g。以 EMITFSI＋0.8mol/L 的 LiTFSI 离子液体电解液为电解质的半电池的首次充电平台为 3.57V,首次充电比容量为 124.4mA·h/g;放电平台大约为 3.41V,首次放电比容量为 119.5mA·h/g。

分别以商用电解液 [1mol/L 的 LiPF₆,EC：DEC：DMC＝1：1：1（体积比）] 和离子液体电解液（EMITFSI＋0.8mol/L 的 LiTFSI）为电解质,组装 "Li/LiCoO₂" 半电池,测试半电池的循环性能,半电池的充放电截止电压为 2.7～4.2V,充放电倍率为 0.1C,将循环次数与放电比容量作图,结果见图 3-14;将循环次数与库仑效率作图,结果见图 3-15。

由图 3-15 可见,以商用电解液 [1mol/L 的 LiPF₆,EC：DEC：DMC＝1：1：1（体积比）] 为电解质的 "Li/LiCoO₂" 半电池的首次放电比容量为

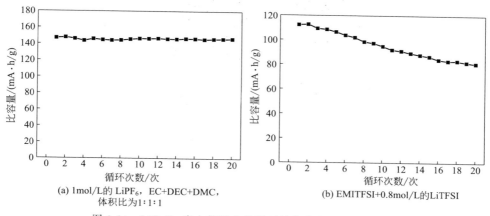

(a) 1mol/L的 LiPF₆，EC+DEC+DMC，
体积比为1:1:1

(b) EMITFSI+0.8mol/L的LiTFSI

图 3-14 LiCoO₂ 在电解液中的循环性能曲线 （0.1C 倍率）

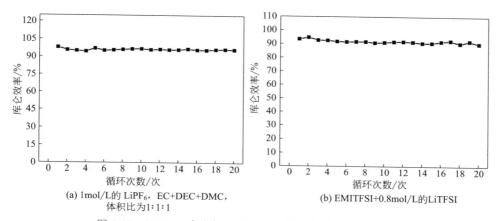

(a) 1mol/L的 LiPF₆，EC+DEC+DMC，
体积比为1:1:1

(b) EMITFSI+0.8mol/L的LiTFSI

图 3-15 LiCoO₂ 在电解液中的库仑效率曲线 （0.1C 倍率）

$147.0mA \cdot h/g$，20 次循环后放电比容量保持为 $146.3mA \cdot h/g$，容量保持率高达 99%，随着循环的进行，放电比容量几乎无衰减。半电池的首次库仑效率为 98%，20 次循环后库仑效率为 96%，电池表现出优良的循环稳定性和循环可逆性。

以离子液体电解液 （EMITFSI＋0.8mol/L 的 LiTFSI） 为电解质的 "Li/LiCoO₂" 半电池的首次放电比容量为 $112.2mA \cdot h/g$，20 次循环后放电比容量下降至 $80.8mA \cdot h/g$，容量保持率仅为 72%。半电池的首次库仑效率为 93%，20 次循环后库仑效率降低至 90%。从循环稳定性以及循环可逆性的角度比较，以离子液体电解液为电解质的半电池均不及以商用电解液为电解质的半电池。

通过与商用电解液为电解质的"Li/LiCoO$_2$"半电池的循环性能比较发现，以离子液体电解液为电解质的半电池的循环性能较差。为改善离子液体电解液的循环性能，可以考虑加入适当的添加剂。

3.4.3 离子液体电解液与正极 LiFePO$_4$ 的相容性

3.4.3.1 循环伏安行为

分别以商用电解液 [1mol/L 的 LiPF$_6$，EC∶DEC∶DMC＝1∶1∶1（体积比）] 和离子液体电解液（EMITFSI＋0.8mol/L 的 LiTFSI）为电解质，组装"Li/LiFeO$_4$"半电池，测试半电池的循环伏安曲线，扫描速度为 0.5mV/s，电压范围为 2.5～4.5V，结果见图 3-16。

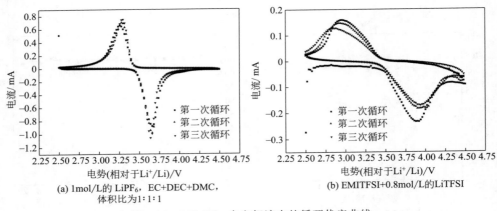

(a) 1mol/L的 LiPF$_6$，EC+DEC+DMC，体积比为1∶1∶1

(b) EMITFSI+0.8mol/L的LiTFSI

图 3-16　LiFePO$_4$ 在电解液中的循环伏安曲线

由图 3-16 可见，LiFePO$_4$ 正极在商用电解液中的循环伏安曲线呈现出对称性较好的氧化峰与还原峰，首次氧化峰峰值电势为 3.65V，还原峰峰值电势为 3.26V。在第 2 次循环中，还原峰位置略有变化，峰值电势升高至 3.29V，氧化峰峰值位置无变化。第 2 次与第 3 次循环的氧化峰与还原峰位置几乎完全重合，说明脱/嵌锂可逆性较好。

LiFePO$_4$ 正极在离子液体电解液中的循环伏安曲线的氧化峰与还原峰对称性也较好。首次循环的氧化峰峰值电势为 3.89V，还原峰峰值电势为 2.95V。在第 2 次循环中，氧化峰与还原峰位置均略有变化，氧化峰峰值电势升高至 3.97V，还原峰峰值电势降低至 2.93V。在第 3 次循环中，氧化峰位置无变化，仅还原峰位置略降低至 2.84V。图 3-16（b）与图 3-16（a）比较发现，前 3 次循环中，LiFePO$_4$ 正极在离子液体电解液中循环伏安曲线的氧化峰与还原峰的重合性不如在商用电解液中好，说明 LiFePO₄ 正极在离子液体电解液中的脱/嵌锂可逆性没有在商用电解液中好。

然而，对比图 3-12（b）与图 3-16（b）可以发现，在离子液体电解液中，LiFePO₄ 正极的循环伏安曲线氧化峰与还原峰对称性优于 LiCoO₂ 正极，说明 LiFePO₄ 正极的脱/嵌锂可逆性优于 LiCoO₂ 正极。

3.4.3.2　循环性能

分别以商用电解液 [1mol/L 的 LiPF₆，EC：DEC：DMC＝1：1：1（体积比）] 和离子液体电解液（EMITFSI＋0.8mol/L 的 LiTFSI）为电解质，组装 "Li/LiFePO₄" 半电池，测试半电池的首次充放电曲线，半电池的充放电截止电压为 2.7～4.2V，充放电倍率为 0.1C，测试结果见图 3-17。

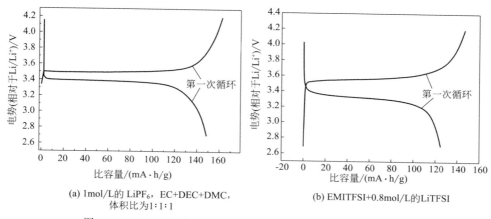

(a) 1mol/L的 LiPF₆，EC＋DEC＋DMC，体积比为1：1：1　　(b) EMITFSI＋0.8mol/L的LiTFSI

图 3-17　LiFePO₄ 在电解液中的首次充放电曲线（0.1C 倍率）

由图 3-17 可知，商用电解液为电解质的 "Li/LiFePO₄" 半电池首次充电平台大约为 3.49V，首次充电比容量为 162.35mA·h/g；放电平台大约为 3.39V，首次放电比容量为 148.5mA·h/g。EMITFSI＋0.8mol/L 的 LiTFSI 离子液体电解液为电解质的 "Li/LiFePO₄" 半电池首次充电平台大约为 3.56V，首次充电比容量为 146.70mA·h/g；放电平台大约为 3.32V，放电比容量为 124.73mA·h/g。

分别以商用电解液和离子液体电解液为电解质，组装 "Li/LiFePO₄" 半电池，测试半电池的循环性能曲线，充放电截止电压为 2.7～4.2V，充放电倍率为 0.1C，将循环次数与放电比容量作图，结果见图 3-18；将循环次数与库仑效率作图，结果见图 3-19。

由图 3-18（a）可见，以商用电解液为电解质的 "Li/LiFePO₄" 半电池首

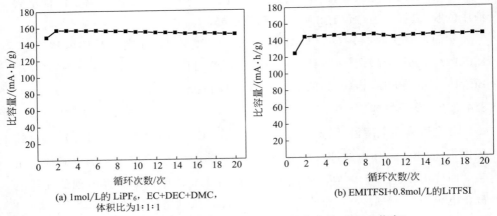

(a) 1mol/L的 LiPF₆，EC+DEC+DMC，
体积比为1∶1∶1

(b) EMITFSI+0.8mol/L的LiTFSI

图 3-18 LiFePO₄ 在电解液中的循环性能曲线 （0.1C 倍率）

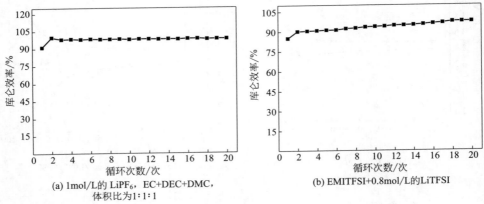

(a) 1mol/L的 LiPF₆，EC+DEC+DMC，
体积比为1∶1∶1

(b) EMITFSI+0.8mol/L的LiTFSI

图 3-19 LiFePO₄ 在电解液中的库仑效率曲线 （0.1C 倍率）

次放电比容量为 148.5mA·h/g，第 2 次循环放电比容量增大至 157.2mA·h/g，在以后的充放电循环中，放电比容量随着循环的进行略有降低，20 次循环后，放电比容量为 151.0mA·h/g，容量保持率为 96%，电池表现出优良的循环稳定性和循环可逆性。"Li/LiFePO₄" 半电池的首次库仑效率为 91%，随着循环次数的增加，库仑效率逐渐增大至 98% 以上。半电池首次循环的库仑效率较低，而后数次循环的库仑效率较高，说明电极表面可能形成了表面膜，提高了电极/电解质界面的稳定性，从而使得锂离子脱/嵌的可逆性随着循环的进行大大增加。

以离子液体电解液为电解质的 "Li/LiFePO₄" 半电池的首次放电比容量为 124.7mA·h/g，第 2 次循环放电比容量增大至 144.4mA·h/g，在以后的循环中放电比容量随着循环的进行逐渐增大，20 次循环后，放电比容量增大至 $147.2mA \cdot h/g$。半电池的首次库仑效率仅为 85%，随着循环次数的增加，库仑效率逐渐增大至 97% 以上，该现象说明经过首次循环后，电极表面也可能形成了表面膜，提高了电极/电解质界面的稳定性，从而使得锂离子脱/嵌的可逆性大大增加。从放电比容量以及库仑效率的角度比较，以离子液体电解液为电解质的半电池虽不及以商用电解液为电解质的半电池，但两者差距不大，且以离子液体电解液为电解质的半电池随着循环的进行，放电比容量及库仑效率均逐渐增大。

以离子液体电解液为电解质，通过比较"$Li/LiCoO_2$"半电池与"$Li/LiFePO_4$"半电池的性能发现，后者的循环稳定性以及脱/嵌锂的可逆性均优于前者，故可以得出结论，离子液体电解液与 $LiFePO_4$ 正极材料的相容性较好。

3.4.4 离子液体电解液与负极 $Li_4Ti_5O_{12}$ 的相容性

3.4.4.1 循环伏安行为

分别以商用电解液 $[1mol/L$ 的 $LiPF_6$，$EC:DEC:DMC=1:1:1$（体积比）$]$ 和离子液体电解液（$EMITFSI+0.8mol/L$ 的 $LiTFSI$）为电解质，组装"$Li/Li_4Ti_5O_{12}$"半电池，测试半电池的循环伏安曲线，扫描速度为 $0.5mV/s$，电压范围为 $1\sim3V$，结果见图 3-20。

由图 3-20 可见，$Li_4Ti_5O_{12}$ 负极在商用电解液中的循环伏安曲线呈现出对称性较好的氧化峰与还原峰，首次氧化峰峰值电势为 $1.73V$，还原峰峰值电势为 $1.28V$。在第 2 次循环中，还原峰正移，峰值电势升高至 $1.47V$；氧化峰位

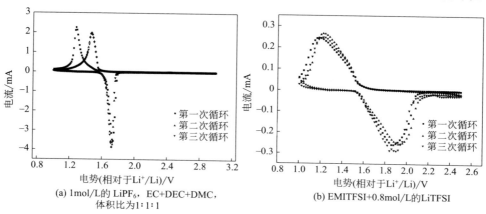

(a) $1mol/L$ 的 $LiPF_6$，$EC+DEC+DMC$，
体积比为 $1:1:1$

(b) $EMITFSI+0.8mol/L$ 的 $LiTFSI$

图 3-20 $Li_4Ti_5O_{12}$ 负极在电解液中的循环伏安曲线

置无变化。第 2 次与第 3 次循环中，氧化峰与还原峰位置几乎完全重合，说明 $Li_4Ti_5O_{12}$ 负极在商用电解液中脱/嵌锂可逆性较好。

$Li_4Ti_5O_{12}$ 负极在离子液体电解液中的循环伏安曲线的氧化峰与还原峰对称性也较好。首次循环的氧化峰峰值电势为 1.87V，还原峰峰值电势为 1.18V。在第 2 次循环中，氧化峰与还原峰位置均略有变化，氧化峰峰值电势升高至 1.90V，还原峰峰值电势升高至 1.21V。在第 3 次循环中，氧化峰、还原峰位置均无变化，说明在离子液体电解液中，锂离子的脱/嵌可逆性也较好。图 3-20(b) 与图 3-20(a) 比较发现，$Li_4Ti_5O_{12}$ 负极在离子液体电解液中循环伏安曲线的氧化峰与还原峰的峰宽较宽，这大概是由于离子液体电解液黏度大于商用电解液，使得离子在离子液体电解液中移动较慢所致。

3.4.4.2 循环性能

分别以商用电解液 [1mol/L 的 $LiPF_6$，EC∶DEC∶DMC＝1∶1∶1（体积比）] 和离子液体电解液（EMITFSI＋0.8mol/L 的 LiTFSI）为电解质，组装 "Li/$Li_4Ti_5O_{12}$" 半电池，测试半电池的首次充放电曲线，半电池的充放电截止电压为 1～2.5V，充放电倍率为 0.1C，测试结果见图 3-21。

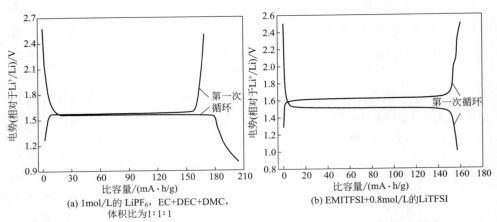

(a) 1mol/L 的 $LiPF_6$，EC＋DEC＋DMC，体积比为1∶1∶1

(b) EMITFSI＋0.8mol/L的LiTFSI

图 3-21　$Li_4Ti_5O_{12}$ 在电解液中的首次充放电曲线（0.1C 倍率）

从图 3-21 可知，以商用电解液为电解质的 "Li/$Li_4Ti_5O_{12}$" 半电池的首次放电平台大约为 1.55V，首次放电比容量为 204.7mA·h/g；充电平台大约为 1.57V，首次充电比容量为 169.2mA·h/g。以 EMITFSI＋0.8mol/L 的 LiTFSI 离子液体电解液为电解质的 "Li/$Li_4Ti_5O_{12}$" 半电池的首次放电平台大约为 1.51V，首次放电比容量为 157.2mA·h/g；充电平台大约为 1.62V，首次充电比容量为 160.6mA·h/g。

分别以商用电解液和离子液体电解液为电解质，组装"Li/Li$_4$Ti$_5$O$_{12}$"半电池，测试半电池的循环性能曲线，充放电截止电压为 1.0～2.5V，充放电倍率为 0.1C，将循环次数与充电比容量作图，结果见图 3-22；将循环次数与库仑效率作图，结果见图 3-23。

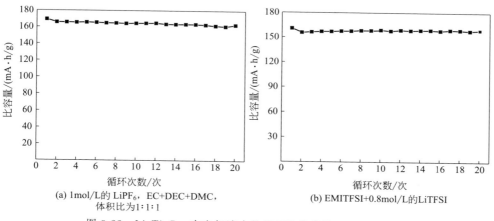

图 3-22　Li$_4$Ti$_5$O$_{12}$ 在电解液中的循环性能曲线 （0.1C 倍率）

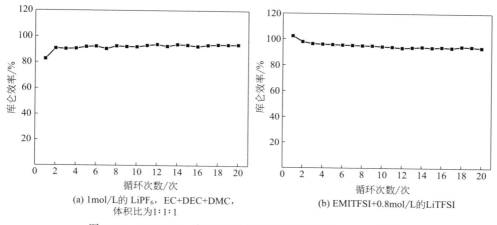

图 3-23　Li$_4$Ti$_5$O$_{12}$ 在电解液中的库仑效率曲线 （0.1C 倍率）

由图 3-22 和图 3-23 可见，以商用电解液为电解质的 "Li/Li$_4$Ti$_5$O$_{12}$"半电池的首次充电比容量为 169.2mA·h/g；第 2 次循环充电比容量减少至165.6mA·h/g，在以后的充放电循环中充电比容量随着循环的进行略有降低，20 次循环后充电比容量为 162.7mA·h/g，容量保持率为 96%，电池表现出优良的循环稳定性。"Li/Li$_4$Ti$_5$O$_{12}$"半电池的首次库仑效率仅为 83%，随着循环次数的增加，库仑效率逐渐增大至 93%以上，该现象说明经过首次循环后，电极表面可能形成了表面膜，提高了电极/电解质界面的稳定性，从而使得锂离子脱/嵌的可逆性大大增加。

以离子液体电解液为电解质的"Li/Li$_4$Ti$_5$O$_{12}$"半电池的首次充电比容量为 160.7mA·h/g，第 2 次循环充电比容量减少至 155.7mA·h/g，但是在以后的循环中充电比容量随着循环的进行略有增加，20 次循环后充电比容量为 158.9mA·h/g，容量保持率为 99%。半电池的首次库仑效率为 101%，随着循环次数的增加，库仑效率逐渐降低至 93% 左右。从放电比容量以及库仑效率的角度比较，以离子液体电解液为电解质的半电池虽不及以商用电解液为电解质的半电池，但两者差距不大，且以离子液体电解液为电解质的半电池在容量保持率方面更显优势。

3.4.5　离子液体电解液与石墨(MAGD)负极的相容性

3.4.5.1　循环伏安行为

分别以商用电解液 [1mol/L 的 LiPF$_6$，EC：DEC：DMC＝1：1：1（体积比）] 和离子液体电解液（EMITFSI＋0.8mol/L 的 LiTFSI）为电解质，组装"Li/MAGD"半电池，测试半电池的循环伏安曲线，扫描速度为 0.5mV/s，电压范围分别为 0～1.5V、0～2.2V，结果见图 3-24。

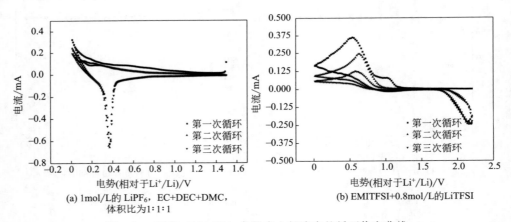

图 3-24　石墨（MAGD）负极在电解液中的循环伏安曲线

由图 3-24 可见，石墨（MAGD）负极在商用电解液中的循环伏安曲线的首次循环在 0.4V 附近出现氧化峰，这对应着 SEI 膜的生成过程，在第 2、3 次循环中氧化峰的位置没有移动，对应着锂离子的嵌入过程。在前 3 次循环中，0～0.4V 之间出现还原峰，对应着锂离子的脱出过程，随着循环的进行，还原峰的位置没有变化，表明石墨（MAGD）在该有机电解液中发生的锂离子脱/嵌反应可逆性较好。

石墨（MAGD）负极在离子液体电解液中的循环伏安曲线的首次循环分别在 0.5V、1.0V 附近出现两个还原峰，其中 0.5V 附近的还原峰对应着锂离子的脱出过程，而 1.0V 附近的还原峰对应着离子液体 EMI^+ 阳离子的还原过程。在第 2、3 次循环中，1.0V 附近还原峰消失，0.5V 附近还原峰正移至 0.6V 附近。与 MAGD 在商用电解液中的循环伏安曲线不同，MAGD 在离子液体电解液中的循环伏安曲线在 1.5V 之后出现氧化峰，这表明石墨（MAGD）在该离子液体电解液中没有发生锂离子的嵌入过程，而是离子液体的阴离子在 $1.5V(Li^+/Li)$ 附近发生了氧化反应。从图 3-24（b）还可知，离子液体的还原电势为 $1.5V(Li/Li^+)$，远远高于石墨负极的脱锂电势（0.1～0.2V，Li^+/Li），因此当电势从 2.5V 负向扫描的过程中，离子液体阳离子先于石墨负极嵌/脱锂反应被还原分解，使得石墨（MAGD）在该离子液体电解液中无法进行有效的嵌/脱锂循环，这导致"Li/MAGD"半电池的循环性能极差。

3.4.5.2　循环性能

以离子液体电解液（EMITFSI＋0.8mol/L 的 LiTFSI）为电解质，组装"Li/MAGD"半电池，测试半电池的首次充放电曲线，半电池的充放电截止电压为 0～2.2V，充放电倍率为 0.1C，测试结果见图 3-25。

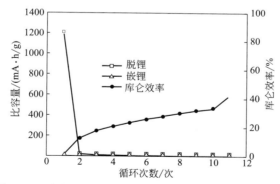

图 3-25　石墨（MAGD）在电解液 EMITFSI＋0.8mol/L 的 LiTFSI 中的循环性能曲线（0.1C 倍率）

图 3-25 表明，石墨（MAGD）负极在离子液体电解液中的首次放电比容量高达 1209.7mA·h/g，这是由于离子液体 EMI^+ 阳离子发生了分解反应，导致首次放电比容量远大于 MAGD 的理论比容量 372mA·h/g。石墨

（MAGD）负极在离子液体电解液中的首次充电比容量仅为 $4.2mA \cdot h/g$，远低于该负极的理论比容量，首次库仑效率仅为 0.3%，说明锂离子未发生有效的嵌入反应，与"Li/MAGD"半电池的 CV 测试结果一致。经过 10 次循环后，充、放电比容量几乎衰减至 0，这说明石墨（MAGD）负极与该离子液体电解液的相容性较差，且难以通过加入添加剂来改善其相容性。

3.5　本章小结

选择 3 种咪唑类离子液体 BMIBF$_4$、BMITFSI、EMITFSI，与不同阴离子的锂盐 LiClO$_4$、LiPF$_6$、LiTFSI 搭配，制备出 9 种离子液体电解液，比较了其电化学性能，考察了其在锂离子电池中应用的可行性，得出如下结论。

① 阴离子为 TFSI$^-$ 的锂盐由于其体积较大、结构对称性较高，使得 Li$^+$ 在含有该锂盐的离子液体电解液中的迁移变得容易，因此该离子液体电解液的离子电导率、锂离子迁移数最高。

② 离子液体 EMITFSI 与 $0.8mol/L$ 的 LiTFSI 锂盐组合得到的离子液体电解液的各项电化学性能参数最优，室温离子电导率为 $5.6 \times 10^{-3} S/cm$，电化学稳定窗口达 4.70V，锂离子迁移数为 0.79。

③ 组成为 $0.8mol/L$ LiTFSI＋EMITFSI 的离子液体电解液与锂离子电池常用正极材料 LiFePO$_4$ 相容性较好，与正极材料 LiCoO$_2$ 相容性不够理想，但有望通过加入适当添加剂加以改善。

④ 组成为 $0.8mol/L$ LiTFSI＋EMITFSI 的离子液体电解液与锂离子电池常用负极材料 Li$_4$Ti$_5$O$_{12}$ 相容性较好，采用该离子液体电解液组装的半电池"Li/Li$_4$Ti$_5$O$_{12}$"的循环性能可与商用有机电解液相媲美。但离子液体电解液与石墨（MAGD）负极的相容性较差。

第4章
添加剂及其作用机理研究

在化学电源中使用少量非储能材料，可以有针对性地显著改善化学电源的某些性能，这些少量物质称为添加剂[122]。添加剂用量较少、针对性较强，可以在基本不改变生产工艺的情况下，极大地改善化学电源的某些宏观性能。碳酸亚乙烯酯（vinylene carbonate，VC）是锂离子电池传统有机电解液最常用的添加剂，该添加剂主要通过改善电解液/电极界面性质来提高电池的性能[123]。

第3章中初步探讨了离子液体电解液（EMITFSI＋0.8mol/L 的 LiTFSI）与正极材料的相容性，对比"Li/LiCoO$_2$""Li/LiFePO$_4$"两种半电池的循环性能发现，LiCoO$_2$ 与离子液体电解液的相容性不理想，但有望通过在离子液体电解液中加入适当添加剂来改善相容性。本章在离子液体电解液中引入有机电解液常用的添加剂 VC，以期通过改善 LiCoO$_2$ 电极/离子液体电解液体系的界面性质来改善半电池的循环性能。本章着重探讨添加剂 VC 对半电池"Li/0.8mol/L LiTFSI＋EMITFSI/LiCoO$_2$"性能的影响，并研究其作用机理。

4.1　添加剂 VC 对 LiCoO$_2$ 正极材料性能的影响

4.1.1　添加剂 VC 对 LiCoO$_2$ 正极材料循环性能的影响

在离子液体电解液（EMITFSI＋0.8mol/L LiTFSI）中添加质量分数为5%的添加剂 VC（其结构式及基本物化性质见表 4-1）作为电解质，组装"Li/LiCoO$_2$"半电池，测试电池的循环性能，考察添加剂 VC 对上述半电池性能的影响。首次充放电曲线测试时，充放电截止电压为 2.7～4.2V，充放电倍率为 0.1C，测试结果见图 4-1。

由图 4-1 可见，添加剂 VC 对"Li/LiCoO$_2$"半电池电压平台无明显影响，但 VC 的加入显著提高了半电池的首次充、放电比容量。加入 VC 后，将"Li/LiCoO$_2$"半电池的首次充、放电比容量由不含添加剂的 124.4mA·h/g、119.5mA·h/g 分别提高至 168.9mA·h/g、134.1mA·h/g。

表 4-1 添加剂 VC 的结构式及基本物化性质

结构式	分子量	熔点/℃	沸点/℃
	86.05	19～22	165

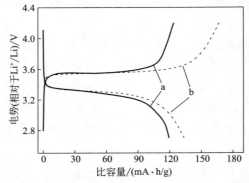

图 4-1 LiCoO$_2$ 在离子液体电解液 EMITFSI＋0.8mol/L LiTFSI 中的首次充放电曲线（0.1C 倍率）

a—未添加 VC；b—添加 5%（质量分数）VC

分别测试了半电池"Li/EMITFSI＋0.8mol/L LiTFSI/LiCoO$_2$""Li/EMITFSI＋0.8mol/L LiTFSI＋5%（质量分数）VC/LiCoO$_2$"的循环性能曲线，半电池的充放电截止电压为 2.7～4.2V，充放电倍率为 0.1C，将循环次数与放电比容量作图，结果见图 4-2；将循环次数与库仑效率作图，结果见图 4-3。

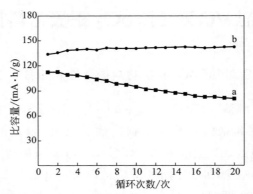

图 4-2 LiCoO$_2$ 在离子液体电解液 EMITFSI＋0.8mol/L LiTFSI 中的循环性能曲线（0.1C 倍率）

a—未添加 VC；b—添加 5%（质量分数）VC

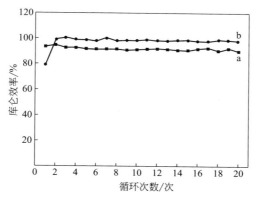

图 4-3　LiCoO₂ 在离子液体电解液 EMITFSI＋0.8mol/L
LiTFSI 中的库仑效率曲线 （0.1C 倍率）
a—未添加 VC；b—添加 5% （质量分数） VC

由图 4-2 可见，以离子液体电解液 （EMITFSI＋0.8mol/L LiTFSI） 为电解质的 "Li/LiCoO₂" 半电池的首次放电比容量为 119.5mA·h/g；随着循环的进行放电比容量逐渐降低，20 次循环后，放电比容量下降至 80.8mA·h/g，容量保持率仅为 72%。半电池的首次库仑效率为 93%，20 次循环后库仑效率降低至 90%。以添加 5% （质量分数） VC 的离子液体电解液 （EMITFSI＋0.8mol/L LiTFSI） 为电解质的 "Li/LiCoO₂" 半电池的首次放电比容量为 134.1mA·h/g，随着循环的进行放电比容量逐渐增加，20 次循环后，放电比容量增加至 142.3mA·h/g，接近以商用电解液为电解质的 "Li/LiCoO₂" 半电池的放电比容量 （20 次循环后放电比容量为 146.3mA·h/g）。半电池的首次库仑效率为 79%，第 2 次循环的库仑效率增加至 99%，20 次循环后库仑效率为 98%，电池表现出优良的循环稳定性和可逆性。其中，首次库仑效率较低的原因可能是部分不可逆容量损失用来在电极表面生成表面膜。

从循环稳定性以及可逆性的角度考虑，添加剂 VC 的加入，明显改善了 "Li/LiCoO₂" 半电池 0.1C 倍率下的性能，这说明添加剂的存在确实改善了离子液体电解液与 LiCoO₂ 正极的相容性。

4.1.2　添加剂 VC 含量对 LiCoO₂ 正极材料循环性能的影响

为了探讨 VC 含量对 "Li/LiCoO₂" 半电池循环性能的影响，分别以添加 VC 质量分数为 3%、5% 和 10% 的离子液体电解液 （EMITFSI＋0.8mol/L LiTFSI） 为电解质，组装 "Li/LiCoO₂" 半电池，测试半电池的首次充放电曲线，半电池的充放电截止电压为 2.7～4.2V，充放电倍率为 0.1C，测试结果见图 4-4。

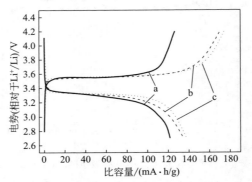

图 4-4　LiCoO$_2$ 在离子液体电解液 EMITFSI＋0.8mol/L

LiTFSI 中的首次充放电曲线 （0.1C 倍率）

a—添加 3％（质量分数）VC；b—添加 5％（质量分数）VC；c—添加 10％（质量分数）VC

由图 4-4 可见，添加剂 VC 的含量对"Li/LiCoO$_2$"半电池的首次充放电曲线的电压平台影响并不明显，离子液体电解液中添加 3％、5％和 10％（质量分数）VC 添加剂为电解质的半电池的首次充电电压平台都在 3.56V 附近，放电电压平台都在 3.31V 附近。但添加剂 VC 含量对"Li/LiCoO$_2$"半电池的首次充放电比容量有一定影响，VC 质量分数为 3％时，"Li/LiCoO$_2$"半电池的首次充放电比容量分别为 126.5mA·h/g、121.7mA·h/g，与未添加 VC 的"Li/LiCoO$_2$"半电池的比容量相比，提高甚微；VC 添加量提高至 5％（质量分数）时，半电池的首次充电比容量为 170.3mA·h/g，首次放电比容量为 134.8mA·h/g；添加剂含量进一步增大时，"Li/LiCoO$_2$"半电池的比容量提高幅度不大；VC 添加量为 10％时，半电池的首次充电比容量为 174.4mA·h/g，首次放电比容量为 136.6mA·h/g。

分别以 VC 添加量为 3％、5％和 10％（质量分数）的离子液体电解液为电解质，组装"Li/LiCoO$_2$"半电池，测试半电池的循环性能曲线，半电池的充放电截止电压为 2.7～4.2V，充放电倍率为 0.1C，将循环次数与放电比容量作图，结果见图 4-5；将循环次数与库仑效率作图，结果见图 4-6。

由图 4-5 和图 4-6 可见，VC 添加量为 3％（质量分数）时，"Li/LiCoO$_2$"半电池的首次放电比容量为 121.2mA·h/g，首次库仑效率为 93％，随着循环的进行放电比容量出现明显的衰减，循环 20 次后，"Li/LiCoO$_2$"半电池的放电比容量下降至 87.2mA·h/g，半电池的库仑效率减小为 90％，结合图 4-4

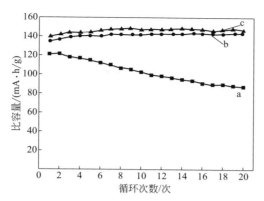

图 4-5　LiCoO₂ 在离子液体电解液 EMITFSI＋0.8mol/L

LiTFSI 中的循环性能曲线 （0.1C 倍率）

a—添加 3％（质量分数）VC；b—添加 5％（质量分数）VC；c—添加 10％（质量分数）VC

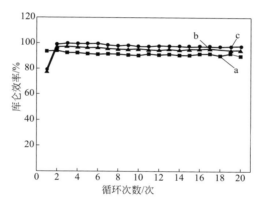

图 4-6　LiCoO₂ 在离子液体电解液 EMITFSI＋0.8mol/L

LiTFSI 中的库仑效率曲线 （0.1C 倍率）

a—添加 3％（质量分数）VC；b—添加 5％（质量分数）VC；c—添加 10％（质量分数）VC

中 a "Li/LiCoO₂" 半电池的首次充放电曲线可以发现，添加剂 VC 的质量分数为 3％时，对 "Li/LiCoO₂" 半电池性能的影响甚微。

以 VC 质量分数 5％的离子液体电解液 （EMITFSI＋0.8mol/L LiTFSI）为电解质的 "Li/LiCoO₂" 半电池的首次放电比容量为 134.8mA·h/g，随着循环的进行放电比容量逐渐增加，20 次循环后，放电比容量为 143.3mA·h/g。半电池的首次库仑效率为 79％，第 2 次循环后库仑效率为 99％，且随后 19 次循环的库仑效率均在 97％以上，电池表现出优良的循环稳定性和可逆性。

以 VC 质量分数 10％的离子液体电解液 （EMITFSI＋0.8mol/L LiTFSI）

为电解质的"Li/LiCoO$_2$"半电池的首次放电比容量为 136.0mA·h/g，随着循环的进行放电比容量逐渐增加，20 次循环后，放电比容量为 146.5mA·h/g。半电池的首次库仑效率为 77%，第 2 次循环后库仑效率为 97%，随后 19 次循环的库仑效率均在 94% 以上。从循环稳定性以及可逆性的角度比较，添加剂 VC 质量分数为 5% 和 10% 时，对半电池循环性能改善作用的差别不大。从电解液的成本考虑，添加剂 VC 的含量确定为 5%（质量分数）。

4.1.3 添加剂 VC 对倍率性能的影响

倍率充放电性能是衡量锂离子电池在快速充放电条件下容量保持能力的重要指标，其与电解质的组成和性质密切相关。

进一步考察了 VC 对"Li/LiCoO$_2$"半电池倍率性能的影响，分别以不含 VC 的离子液体电解液（EMITFSI＋0.8mol/L LiTFSI）、VC 质量分数 5% 的离子液体电解液（EMITFSI＋0.8mol/L LiTFSI）为电解质组装电池，分别测试 0.2C、0.5C 倍率下半电池的首次充放电曲线，充放电截止电压为 2.7～4.2V，测试结果见图 4-7 和图 4-8。

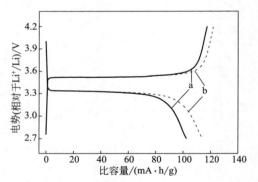

图 4-7　LiCoO$_2$ 在离子液体电解液 EMITFSI＋0.8mol/L

LiTFSI 中的首次充放电曲线（0.2C 倍率）

a—未添加 VC；b—添加 5%（质量分数）VC

由图 4-7 可见，添加剂 VC 对 0.2C 充放电倍率下"Li/LiCoO$_2$"半电池的充放电电压平台无明显影响，"Li/EMITFSI＋0.8mol/L LiTFSI/LiCoO$_2$""Li/EMITFSI＋0.8mol/L LiTFSI＋5% VC/LiCoO$_2$"半电池均在 3.56V 和 3.29V 附近出现充放电电压平台。以不含 VC 的离子液体电解液（EMITFSI＋0.8mol/L LiTFSI）为电解质的半电池的首次充电比容量为 119.2mA·h/g，首次放电比容量为 102.4mA·h/g。以 VC 质量分数 5% 的离子液体电解液为电

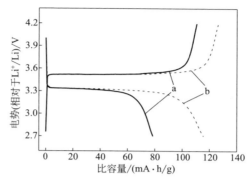

图 4-8 LiCoO₂ 在离子液体电解液 EMITFSI＋0.8mol/L
LiTFSI 中的首次充放电曲线 （0.5C 倍率）
a—未添加 VC；b—添加 5% （质量分数） VC

解质的半电池的首次充电比容量为 121.7mA · h/g，首次放电比容量为
114.1mA · h/g。由此可见，0.2C 倍率下，在 EMITFSI＋0.8mol/L LiTFSI
离子液体电解液中添加 5% 质量分数 VC，可以提高 "Li/LiCoO₂" 半电池的
首次充放电比容量。

由图 4-8 可见，添加剂 VC 对 0.5C 倍率下 "Li/LiCoO₂" 半电池的充放电
电压平台无明显影响， "Li/EMITFSI＋0.8mol/L LiTFSI/LiCoO₂" "Li/
EMITFSI＋0.8mol/L LiTFSI＋5%VC/LiCoO₂" 半电池均在 3.56V 和 3.29V
附近出现充放电电压平台。以离子液体电解液 （EMITFSI＋0.8mol/L LiTFSI）
为电解质的半电池的首次充放电比容量分别为 110.7mA · h/g、76.3mA · h/g。
以 VC 质量分数 5% 的离子液体电解液为电解质的半电池的首次充放电比容量
分别为 126.3mA · h/g、115.7mA · h/g。由此可见，添加剂 VC 的存在，同
样提高了 0.5C 倍率下 "Li/LiCoO₂" 半电池的首次充放电比容量。

分别以不含 VC 的离子液体电解液 （EMITFSI＋0.8mol/L LiTFSI）、VC 质
量分数 5% 的离子液体电解液为电解质，组装 "Li/LiCoO₂" 半电池，测试不同
倍率下半电池的循环性能曲线，充放电截止电压为 2.7~4.2V，充放电倍率分别
为 0.2C、0.5C，将循环次数与放电比容量作图，结果见图 4-9 和图 4-11；将循
环次数与库仑效率作图，结果见图 4-10 和图 4-12。

由图 4-9 和图 4-10 可见，在 0.2C 倍率下，以不含 VC 的离子液体电解液
（EMITFSI＋0.8mol/L LiTFSI） 为电解质的 "Li/LiCoO₂" 半电池的首次放
电比容量为 102.4mA · h/g，随着循环的进行放电比容量逐渐降低，20 次循
环后，放电比容量衰减至 84.1mA · h/g，容量保持率仅为 82%。半电池的首

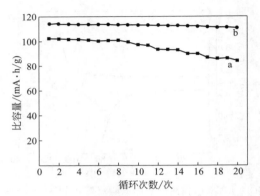

图 4-9　LiCoO₂ 在离子液体电解液 EMITFSI＋0.8mol/L
LiTFSI 中的循环性能曲线 （0.2C 倍率）

a—未添加 VC；b—添加 5% （质量分数） VC

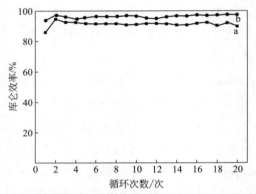

图 4-10　LiCoO₂ 在离子液体电解液 EMITFSI＋0.8mol/L
LiTFSI 中的库仑效率曲线 （0.2C 倍率）

a—未添加 VC；b—添加 5% （质量分数） VC

次库仑效率为 86%，随着循环的进行库仑效率逐渐降低，20 次循环后，半电池的库仑效率为 89%。在 0.2C 倍率下，以含 VC 质量分数 5% 的离子液体电解液 （EMITFSI＋0.8mol/L LiTFSI） 为电解质的 "Li/LiCoO₂" 半电池的首次放电比容量为 114.1mA·h/g，20 次循环后，放电比容量仍为 110.9mA·h/g。半电池的首次库仑效率为 93%，20 次循环后库仑效率保持在 95% 以上。从循环稳定性及可逆性的角度考虑，添加剂 VC 的加入显著改善了半电池的循环性能。

由图 4-11 和图 4-12 可见，在 0.5C 倍率下，以不含 VC 的离子液体电解液 （EMITFSI＋0.8mol/L LiTFSI） 为电解质的 "Li/LiCoO₂" 半电池的首次放电比

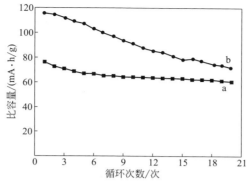

图 4-11 LiCoO$_2$ 在离子液体电解液 EMITFSI＋0.8mol/L

LiTFSI 中的循环性能曲线 （0.5C 倍率）

a—未添加 VC；b—添加 5％（质量分数）VC

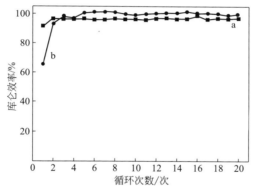

图 4-12 LiCoO$_2$ 在离子液体电解液 EMITFSI＋0.8mol/L

LiTFSI 中的库仑效率曲线 （0.5C 倍率）

a—未添加 VC；b—添加 5％（质量分数）VC

容量为 76.3mA·h/g，随着循环的进行放电比容量逐渐降低，20 次循环后，放电比容量衰减至 60.7mA·h/g，容量保持率为 80％。在 0.5C 倍率下，以含 VC 质量分数 5％的离子液体电解液 （EMITFSI＋0.8mol/L LiTFSI） 为电解质的 "Li/LiCoO$_2$" 半电池的首次放电比容量为 115.7mA·h/g，随着循环的进行放电比容量逐渐降低，20 次循环后，放电比容量衰减至 71.9mA·h/g，容量保持率仅为 62％。半电池的首次库仑效率为 92％，第 2 次循环的库仑效率增大至 97％，且在接下来的 19 次循环中库仑效率均保持在 96％以上。由此可见，添加剂 VC 的加入使 "Li/LiCoO$_2$" 半电池在 0.5C 倍率下的循环可逆性和循环稳定性均有一定程度的改善。

综上，添加剂 VC 可改善离子液体电解液（EMITFSI＋0.8mol/L LiTFSI）与 LiCoO₂ 的相容性，使"Li/LiCoO₂"半电池获得较理想的循环性能和倍率性能，因而这样一种简单有效改善离子液体电解液性能的途径，值得应用推广。

4.2 添加剂 VC 对 LiCoO₂ 正极材料的作用机理研究

锂离子电池中，锂离子的嵌入和脱出反应均发生在电极与电解质的相界面上。该反应进行的难易程度，即电化学极化的程度，不仅与电极材料的本性有关，也和电解质与电极材料的界面状况、锂离子在电解质中的存在状态及锂离子与电解质间的相互作用等因素有关。因此从这个意义上讲，电极/电解质体系的界面性质在一定程度上对电池的性能产生影响，研究电极/电解质体系的界面性质对探讨添加剂对电池性能的作用机理具有重要意义。

在 0.2C 倍率下，添加剂 VC 对"Li/LiCoO₂"半电池的循环性能改善最为明显，故下面从离子液体电解液/LiCoO₂ 正极的界面性质研究入手，包括 LiCoO₂ 极片的表面形貌观察、"Li/LiCoO₂"半电池交流阻抗测试、LiCoO₂ 极片 XPS 分析、LiCoO₂ 极片 FT-IR 测试，来探讨添加剂 VC 的作用机理。

4.2.1 LiCoO₂ 正极的表面形貌

正极表面膜的存在在很长时间内并未受到认可，由于正极材料原子间是化学键结合，溶剂分子难以进入正极材料的晶格中，电化学过程中不存在由于溶剂分子嵌层间引起的结构坍塌现象，电极表面无须固体电解质相界面膜保护。因此，长期以来关于正极材料表面膜的研究并未受到重视。近年来，有报道称电解液的氧化产物沉积在电极表面形成完整的电极表面膜可以阻止电解液的进一步氧化分解，并从实验上证明正极表面表面膜的存在及其对正极材料的保护作用[122～124]。

采用扫描电子显微镜测试了 LiCoO₂ 电极的表面形貌，包括未组装过半电池的 LiCoO₂ 极片、在不含 VC 的离子液体电解液（EMITFSI＋0.8mol/L LiTFSI）中浸泡 60h 后的 LiCoO₂ 极片、在添加剂 VC 质量分数 5% 的离子液体电解液中浸泡 60h 后的 LiCoO₂ 极片、以离子液体电解液为电解质组装的"Li/LiCoO₂"半电池循环 20 次（0.2C 倍率下）后的 LiCoO₂ 极片、以添加剂 VC 质量分数 5% 的离子液体电解液为电解质组装的"Li/LiCoO₂"半电池循环 20 次（0.2C 倍率下）后的 LiCoO₂ 极片。除了未组装过半电池的极片，其余极片均使用 DMC 清洗表面，干燥后测试。扫描电子显微镜的测试结果见图 4-13～图 4-17。

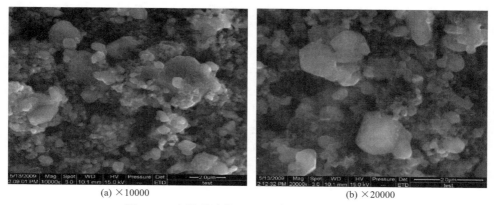

(a) ×10000   (b) ×20000

图 4-13 　未循环过的 LiCoO$_2$ 极片的 SEM 图像

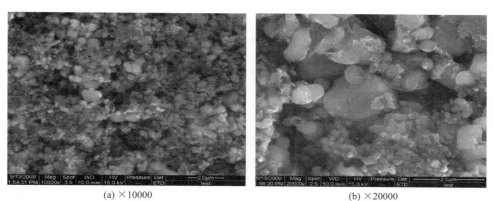

(a) ×10000   (b) ×20000

图 4-14 　LiCoO$_2$ 极片在离子液体电解液（EMITFSI＋0.8mol/L LiTFSI）

中循环 20 次后的 SEM 图像

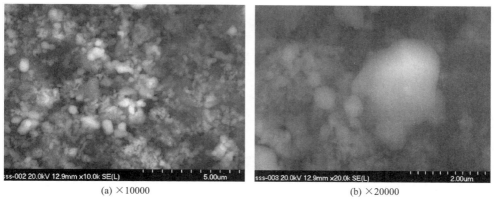

(a) ×10000   (b) ×20000

图 4-15 　LiCoO$_2$ 极片在 VC 质量分数 5％的离子液体电解液

（EMITFSI＋0.8mol/L LiTFSI）中循环 20 次后的 SEM 图像

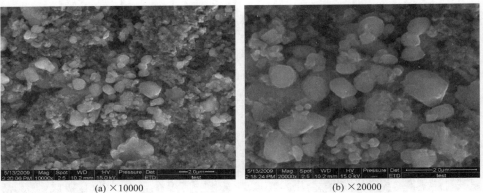

(a) ×10000　　　　　　　　　　(b) ×20000

图 4-16　LiCoO$_2$ 极片在离子液体电解液（EMITFSI＋0.8mol/L LiTFSI）

中浸泡 60h 后的 SEM 图像

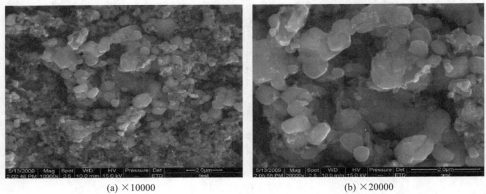

(a) ×10000　　　　　　　　　　(b) ×20000

图 4-17　LiCoO$_2$ 极片在 VC 质量分数 5％的离子液体电解液

（EMITFSI＋0.8mol/L LiTFSI）中浸泡 60h 后的 SEM 图像

由图 4-13～图 4-15 可见，未组装过半电池的 LiCoO$_2$ 极片的电极表面的颗粒清晰，颗粒棱角分明；LiCoO$_2$ 极片在离子液体电解液中循环 20 次后电极表面形貌变化不大，只是颗粒尺寸变小，颗粒边缘处有白色覆盖物出现；LiCoO$_2$ 极片在 VC 质量分数 5％的离子液体电解液中循环 20 次后电极表面颗粒尺寸进一步变小，在大颗粒间填充着一些细小的颗粒，并且颗粒边缘处的白色覆盖物进一步增多，即使放大至 2 万倍，原本清晰可见的颗粒也已经消失，这直观证实了随着循环的进行，在电极表面生成了覆盖膜，活性颗粒被连接起来，这将在一定程度上减小颗粒之间的接触电阻和电极/电解质界面阻抗。

作为对比，测试了 LiCoO$_2$ 极片在离子液体电解液中浸泡 60h 后的 SEM 图像，结果如图 4-16 所示，与未循环过的极片的区别在于颗粒尺寸变小，与在离子液体电解液中循环过的极片的区别在于极片表面的白色覆盖物减少；在

VC 质量分数 5％的离子液体电解液中浸泡 60h 后（结果如图 4-17 所示），
$LiCoO_2$ 极片与在不含 VC 的离子液体电解液中浸泡的极片相比，区别在于颗
粒表面的白色覆盖物增多，与循环后的极片相比，浸泡后的极片表面颗粒仍清
晰可见，说明极片表面的白色覆盖物不足以将颗粒完全包覆。因此，若要在
$LiCoO_2$ 极片表面形成完整的覆盖膜，须在添加剂 VC 存在的情况下，并且经
过充放电循环才能实现，这在一定程度上解释了正极 $LiCoO_2$ 材料的首次充放
电循环过程中的不可逆容量损失。

4.2.2 "Li/$LiCoO_2$" 交流阻抗研究

为考察 VC 对电解质/$LiCoO_2$ 界面性质的影响，分别以离子液体电解液
（EMITFSI＋0.8mol/L LiTFSI）、VC 质量分数 5％的离子液体电解液为电解
质，测试"Li/$LiCoO_2$"半电池在 0.2C 倍率下首次充电态的电化学阻抗谱，
结果见图 4-18。

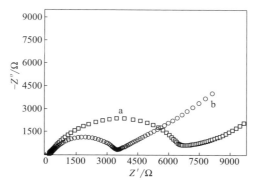

图 4-18　以 EMITFSI＋0.8mol/L LiTFSI（a）和 EMITFSI＋0.8mol/L
LiTFSI＋5％（质量分数）VC（b）为电解质的"Li/$LiCoO_2$"
半电池首次充电态下的电化学阻抗谱

如图 4-18 所示是"Li/$LiCoO_2$"半电池首次充电态的电化学阻抗谱，如
图 4-19 所示是该阻抗谱的等效电路，R_e 表示电解质的电阻；CPE 为恒相位角
元件，通常容抗弧偏离标准电容时可以用它来代替；R_f 表示表面膜电阻，它
的数值变化反映了表面膜的变化情况；R_{ct} 表示电荷转移电阻；Z_w 表示由半
无限扩散控制的 Warburg 阻抗[125,126]。

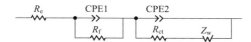

图 4-19　"Li/$LiCoO_2$"半电池首次充电态下的电化学阻抗谱等效电路

高频区阻抗弧与横轴交点对应着 R_f，主要包括电解液电阻和隔膜电阻；由图 4-18 可以看出，"Li/LiCoO$_2$"半电池在离子液体电解液以及添加 5%（质量分数）VC 的离子液体电解液中首次充电后 R_f 的数值基本一致。中、低频区分别对应着一个较大的容抗弧以及一条倾斜角度接近 45°的直线。其中，中、低频区的大容抗弧对应的是 R_{ct}，即 Li$^+$ 在 LiCoO$_2$ 材料与离子液体电解液界面处发生的电荷传递过程中的阻抗，低频区直线对应着 Li$^+$ 在固相中的扩散。在添加剂 VC 存在的情况下，R_{ct} 的数值较小，说明加入 VC 后减小了电荷的转移电阻，改善了电荷在电极/电解质界面的传递过程。

测试了上述"Li/LiCoO$_2$"半电池在 VC 质量分数 5% 的离子液体电解液中循环不同次数后的电化学阻抗谱，结果见图 4-20。

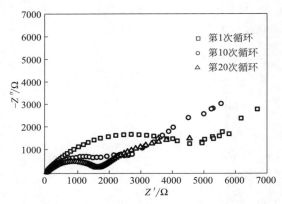

图 4-20　以 EMITFSI＋0.8mol/L LiTFSI＋5%（质量分数）VC 为电解质的
"Li/LiCoO$_2$"半电池不同循环次数后充电态下的电化学阻抗谱

由图 4-20 可以看出，首次循环后，LiCoO$_2$ 与电解液之间的界面电荷传递电阻 R_{ct} 较大，经过第 10 次循环后 R_{ct} 减小，第 20 次循环后 R_{ct} 变得更小。电化学阻抗谱分析表明，随着循环的进行，R_{ct} 逐渐减小，表明 LiCoO$_2$ 表面生成了表面膜，改善了电荷在电极/电解质界面的传递过程，这对电池性能的改善具有积极的作用，在一定程度上解释了"Li/LiCoO$_2$"半电池在含有添加剂 VC 的离子液体电解液中的循环性能得到改善的现象。

4.2.3　LiCoO$_2$ 极片的 XPS 分析

为分析表面膜的组成，将以离子液体电解液以及 VC 质量分数 5% 的离子液体电解液为电解质的"Li/LiCoO$_2$"半电池在 0.2C 倍率下循环 20 次后，将半电池在充满氩气的手套箱中拆开，将 LiCoO$_2$ 极片用 DMC 清洗干燥后进行

XPS 测试，如图 4-21 所示为 LiCoO$_2$ 极片表面元素 C1s、F1s、O1s 和 Li1s 的 XPS 谱图。

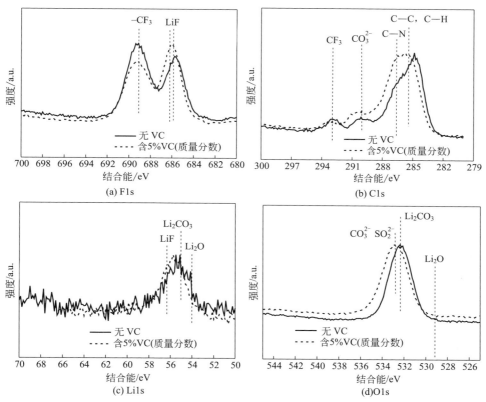

图 4-21　在离子液体电解液（EMITFSI＋0.8mol/L LiTFSI）、添加 5％

（质量分数）VC 的离子液体电解液中循环 20 次后 LiCoO$_2$

极片表面元素的 C1s、F1s、Li1s 和 O1s 的 XPS 谱图

由图 4-21 的 F1s 谱图得知，688eV 附近的主峰归因于黏结剂 PVDF[127]，685～686eV 附近的主峰归因于 LiF[128,129]，688.9eV 附近的峰主要归因于—CF$_3$ 基团。其中，—CF$_3$ 基团存在于离子液体电解液（EMITFSI＋0.8mol/L LiTFSI）中的离子液体和锂盐的阴离子（TFSI$^-$）中。测试结果表明，在 LiCoO$_2$ 电极表面有一定量的离子液体吸附[130]。对比发现，在添加 VC 的离子液体电解液中循环 20 次后的 LiCoO$_2$ 极片表面 LiF 含量增多，—CF$_3$ 基团含量降低，结合 "Li/LiCoO$_2$" 半电池的循环性能数据可以得出结论，LiF 作为 LiCoO$_2$ 电极表面膜的成分之一，对半电池循环性能的改善起到了积极的作用。

由图 4-21 的 C1s 谱图得知，285.5eV 的主峰归因于 C—C 键和 C—H 键，286.5eV 处的峰主要归因于 C—N 键，290.0eV 处的峰较复杂，主要归因于 CO_3^{2-}，黏结剂 PVDF 中的基团 $[—(CF_2CH_2)^{x-}]$ 对其也有贡献[131,132]，293.0eV 处的主峰归因于 —CF_3 基团。测试结果表明，在 LiCoO_2 电极表面也有一定量的离子液体吸附。此外，在测试谱图中，C—C 和 C—H 主峰较宽，这主要是因为其中包含了 C—N 键，拓宽了峰值，说明加入添加剂 VC 后 C—N 键吸附量增加。

由图 4-21 的 Li1s 谱图得知，56.0eV 的主峰归因于 LiF，55.3eV 以及 54.0eV 处的峰分别为 Li_2CO_3 以及 Li_2O[133]。对比发现，LiCO_2 极片在添加 VC 的离子液体电解液中循环后 56.0eV 处峰宽略宽，表明 LiF 含量有所增加，同样证明了在添加 VC 的离子液体电解液中循环 20 次后的 LiCoO_2 极片表面 LiF 含量增多。

由图 4-21 的 O1s 谱图得知，532.5eV 处的主峰归因于 CO_3^{2-} 或 SO_2^{2-}，532.0eV 处的峰归因于 Li_2CO_3，528.5eV 处的峰归因于 Li_2O（含量较少）[134]。

为了进一步分析 LiCoO_2 极片表面膜的形成机制，将 LiCoO_2 极片分别在离子液体电解液（EMITFSI＋0.8mol/L LiTFSI）、VC 质量分数 5% 的离子液体电解液中浸泡 60h 后，将 LiCoO_2 极片用 DMC 清洗干燥后进行 XPS 测试，如图 4-22 所示为 LiCoO_2 极片表面元素 F1s、C1s、Li1s 和 O1s 的 XPS 谱图。

由图 4-22 的 F1s 谱图可见，不管是否含有添加剂 VC，LiF 峰面积均很小，说明 LiF 含量较少，但在 VC 存在的情况下，LiF 峰强略强，说明 VC 的存在促进了 LiF 的生成。与图 4-21 中的 F1s 谱图对比可以发现，无论添加剂 VC 存在与否，图 4-22 中的 F1s 图谱的 LiF 峰的强度都要弱得多，说明在 LiCoO_2 极片表面 LiF 需要进行充放电循环才能大量生成，而浸泡在离子液体电解液中的 LiCoO_2 极片表面 LiF 含量较少，表明 LiF 的生成需要发生电化学反应，单纯的化学反应则无法得到大量的生成物。图 4-22 C1s 谱图中，VC 存在与否对测试结果无影响，说明在未添加 VC 和添加 5%（质量分数）VC 的离子液体电解液中浸泡 60h 后，LiCoO_2 电极表面物质基本相同。在 290.0eV 处对应峰 CO_3^{2-} 以及 293.0eV 处对应 CF_3 峰，峰强度均弱于图 4-21C1s 谱图中这些峰的强度。该现象说明阴离子 TFSI$^-$ 在 LiCoO_2 电极表面的吸附主要发生在充放电循环过程中。

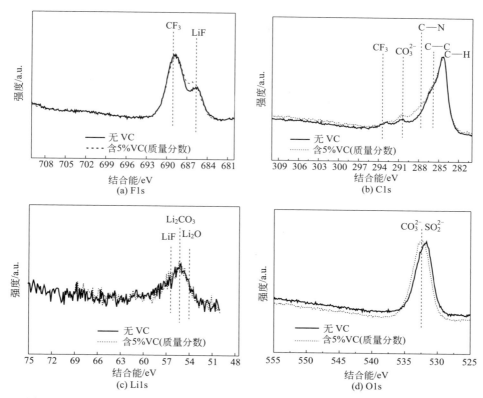

图 4-22 在离子液体电解液（EMITFSI+0.8mol/L）、添加 5%（质量分数）VC 的
离子液体电解液中浸泡 60h 后表面元素的 F1s、C1s、Li1s 和 O1s 的 XPS 谱图

在图 4-22 Li1s 谱图中，浸泡后的 $LiCoO_2$ 电极表面主要是 Li_2CO_3。在 O1s 谱图中，主峰主要是 CO_3^{2-} 和 SO_2^{2-}。将 Li1s 和 O1s 谱图分别与图 4-21 中相应的谱图对比，峰位和强度均变化不大。

$LiCoO_2$ 电极表面的 XPS 测试表明，随着充放电循环的进行，在 $LiCoO_2$ 极片表面吸附了 $TFSI^-$ 阴离子，且随着循环的进行，极片表面生成了 LiF，结合 "$Li/LiCoO_2$" 半电池的循环性能数据可以发现，电极表面 LiF 的生成改善了半电池的循环稳定性以及循环可逆性。添加剂 VC 的加入不但促进了 $TFSI^-$ 阴离子在 $LiCoO_2$ 极片表面的吸附，而且促进了极片表面 LiF 的生成。对比在离子液体电解液中浸泡过的 $LiCoO_2$ 极片的 XPS 测试结果可以发现，在无电流作用下，$TFSI^-$ 阴离子的吸附以及 LiF 的生成均大大削弱。因此，可以得出结论，随着充放电循环的进行，添加剂 VC 的存在改善了电解质/电极的界面性质，从而改善了 "$Li/LiCoO_2$" 半电池的循环性能。

4.2.4　LiCoO$_2$ 极片的 FT-IR 分析

为了证实 LiCoO$_2$ 极片表面物质的成分，测试了极片的红外谱图。如图 4-23
所示为 "Li/LiCoO$_2$" 半电池在离子液体电解液（EMITFSI ＋ 0.8mol/L
LiTFSI）中循环 20 次后的 LiCoO$_2$ 极片的 FT-IR 谱图。

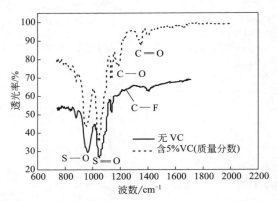

图 4-23　LiCoO$_2$ 在离子液体电解液 EMITFSI＋0.8mol/L LiTFSI 未添加 VC 和
添加 5％（质量分数）VC 中循环 20 次后的 FT-IR 谱图

分析图 4-23 可知，LiCoO$_2$ 极片在离子液体电解液（EMITFSI＋0.8mol/L
LiTFSI）循环后的红外谱图中，在 1150～1100cm^{-1} 之间的主峰为 S ＝O 的伸
缩振动谱峰，在 1100～1000cm^{-1} 之间的主峰为 S—O 的伸缩振动谱峰，
1250cm^{-1} 左右的峰为 C—F 的伸缩振动谱峰，1184cm^{-1} 处的峰为 C—O 键的
伸缩振动谱峰，1350～1450cm^{-1} 附近的峰为 Li$_2$CO$_3$ 的 C ＝O 伸缩振动谱
峰[135,136]。LiCoO$_2$ 极片在添加 5％（质量分数）VC 的离子液体电解液循环
后的红外谱图中，最强的谱峰是 S ＝O 和 S—O 的伸缩振动谱峰。分析两者的
红外谱图可以发现，LiCoO$_2$ 极片经过循环之后，表面有锂盐的分解产物。然
而，在含有添加剂 VC 的离子液体电解液中循环后的 LiCoO$_2$ 极片红外谱图
中，C—F 峰的峰强度要弱得多，这是因为在 LiCoO$_2$ 极片表面生成了 LiF，
从而导致 C—F 结构减少，所以在其谱图中无明显的谱峰，这与 4.2.3 小节中
LiCoO$_2$ 极片的 XPS 的测试结果一致。因此得出结论，在离子液体电解液中加
入添加剂 VC 后，在 LiCoO$_2$ 极片表面生成了 LiF，改善了电极/电解质界面的
性质，从而改善了 "Li/LiCoO$_2$" 半电池的循环稳定性和循环可逆性。

在锂离子电池中，正极材料的原子间全部是化学键结合，没有范德瓦尔斯
力作用，原子间强烈的键合使大体积的溶剂分子难以发生像在石墨层间的嵌层

反应。因此，正极材料的电化学过程中不存在溶剂分子嵌入晶格内部的现象。另外，正极材料始终处于高电势条件下，特别在充电末期，电极电势高达 $4.2V(Li^+/Li)$，在如此高的电势下，电解液组分在电极表面的氧化分解成为正极材料电化学过程中的主要副反应。

综合上述实验结果，推测正极材料 $LiCoO_2$ 在电极首次电化学过程中，电解质组分在其表面发生氧化分解，反应的产物沉积在电极表面形成表面膜，为了与炭负极表面 SEI 膜区分开来，通常将正极表面覆盖膜称为"正极表面膜"或"表面膜"。本章先后通过 SEM、EIS、XSP、FT-IR 等技术，从不同角度证实了正极表面膜的存在。在添加剂 VC 存在的情况下，正极材料与离子液体电解液发生界面化学反应，推测化学反应方程式如下。

$$LiCoO_2 + (CHO)_2C=O \longrightarrow CoO_2-CHCHOCO_2Li \qquad (4-1)$$
$$4CoO_2-CHCHOCO_2Li \longrightarrow Li_2CO_3 + Li_2O + 4CoO_2CHCHO \qquad (4-2)$$

离子液体 EMITFSI 的优化结构为 $TFSI^-$ 不在 EMI^+ 五元环的正下方，而是介于甲基和乙基之间，由 Hartree-Fock 理论计算的结果表明，EMI^+ 和 $TFSI^-$ 相互毗邻的原子只有氢和氟，而氢原子只和碳原子键合，所以 C—H 和 F 之间的结合力较弱[137]。结合 SEM、XPS、FT-IR 的测试结果推断，在 VC 存在的条件下，EMITFSI 中 C—H 与 F 的 C—F 键易断裂，F^- 与 Li^+ 结合生成 LiF。

4.3　本章小结

本章研究了添加剂 VC 对"$Li/LiCoO_2$"半电池循环性能的影响，重点研究了 VC 对 $LiCoO_2$ 极片/离子液体电解质界面性质的影响。采用 SEM、EIS、XPS、FT-IR 等测试方法对 $LiCoO_2$ 电极和离子液体电解质之间的界面情况进行了表征，分析了添加剂 VC 对"$Li/LiCoO_2$"半电池循环性能改善的作用机理，得出如下结论。

① 添加剂 VC 对"$Li/LiCoO_2$"半电池倍率性能的改善起到了积极作用：在 VC 质量分数 5% 的离子液体电解液（EMTFSI+0.8mol/L LiTFSI）中，在 0.2C 倍率下，"$Li/LiCoO_2$"半电池首次放电比容量由 102.4mA·h/g 提高到 114.1mA·h/g；在 0.5C 倍率下，上述半电池的首次放电比容量由 76.3mA·h/g 提高到 115.7mA·h/g。

② $LiCoO_2$ 电极表面的 SEM 图像表明，在添加剂 VC 存在的条件下，电池经过数次充放电循环后，在 $LiCoO_2$ 极片表面生成了完整的白色覆盖膜，填

充了原本清晰可见的活性物质 $LiCoO_2$ 颗粒之间的间隙。

③ "$Li/LiCoO_2$" 半电池的 EIS 测试表明,在添加剂 VC 存在的情况下,半电池首次循环后的表面膜电阻 R_{ct} 数值明显降低,成膜添加剂的加入改善了电荷在电极/电解质界面的传递,对减小极化起到了积极作用。经过数次循环后,R_{ct} 的数值减小并保持相对稳定,说明电极表面的表面膜随着循环的进行达到了稳定状态,减小了电荷在电极/电解质界面传递的阻力,改善了电荷传递过程。

④ $LiCoO_2$ 极片的 XPS 分析表明,在含有 VC 的电解液中 $LiCoO_2$ 正极经过充放电循环后,表面生成了 LiF 和 Li_2CO_3,其中 LiF 是电化学反应的产物,由单纯的化学反应无法得到。

⑤ $LiCoO_2$ 极片的 FT-IR 分析表明,充放电循环后,$LiCoO_2$ 表面存在大量的 S—O、S═O 和 C—F 基团。在含有添加剂 VC 的离子液体电解液中,$LiCoO_2$ 极片的 FT-IR 图谱表现出很弱的 C—F 峰,这可能是由于 LiF 的生成消耗了大量的 C—F 基团所致。

⑥ 在 VC 质量分数 5% 的离子液体电解液为电解质的 "$Li/LiCoO_2$" 半电池中,经过充放电循环后,在 $LiCoO_2$ 极片表面生成了稳定的表面膜,其生成机制是阴离子 $TFSI^-$ 的吸附并发生了氧化分解,分解产物主要为 LiF、Li_2CO_3、Li_2O,这即是电极表面表面膜的主要成分。该表面膜减小了电荷在电极/电解质界面的传递电阻,改善了电荷的传递过程,从而改善了 "$Li/LiCoO_2$" 半电池的循环性能。

第5章

EMIPF₆-P(VdF-HFP)离子液体凝胶聚合物电解质的研究

尽管液体电解质已经在商品化锂离子电池中实际应用，但仍存在一些问题，最主要的是电池成形困难和不可消除的漏液危险。受电解液的制约，锂离子电池只能制备成常见的方形、圆柱形等，电解液的液体形态难以在根本上消除漏液的情况[138,139]。鉴于上述原因，新型的离子液体凝胶聚合物电解质显示了独特的优势，它兼具离子液体和凝胶聚合物电解质的优点，凝胶聚合物电解质既具有一定几何外形、一定强度、弹性和屈服值，也具有离子扩散速度相对较快的特点，自 20 世纪 70 年代末首次作为电池的电解质使用以来受到越来越多的关注。将离子液体引入聚合物电解质，以期得到不挥发、室温电导率高、安全性好的电解质的设想更是引起了人们的极大兴趣[140,141]。

5.1 EMIPF₆-P(VdF-HFP)离子液体凝胶聚合物电解质的制备

凝胶聚合物电解质的制备分为物理方法和化学方法，常见的物理方法包括浇注法、流延法、Bellcore 技术、相转变法。本书采用浇注法制备离子液体凝胶聚合物电解质膜，该方法设备廉价、工艺流程简单。如图 5-1 所示为浇注法制备离子液体凝胶聚合物膜示意图。

采用浇注法制备了表 5-1 所示的不同组成的离子液体凝胶聚合物电解质（ILGPE）。特别值得一提的是，在制得的编号为 ILGPE-2 的离子液体凝胶聚合物电解质膜的表面滴加适量的碳酸乙烯酯（EC）、碳酸丙烯酯（PC）混合物（EC、PC 含量见表 5-1）得到了电解质膜 ILGPE-4。

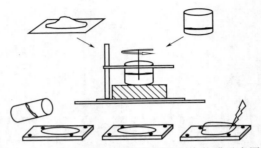

图 5-1　浇注法制备离子液体凝胶聚合物膜示意图

表 5-1　离子液体凝胶聚合物电解质（ILGPE）标号以及组成

编号	EMIPF$_6$（质量分数）/%	LiPF$_6$（质量分数）/%	P(VdF-HFP)（质量分数）/%	EC（质量分数）/%	PC（质量分数）/%
ILGPE-1	0	50	50	0	0
ILGPE-2	33.3	33.3	33.3	0	0
ILGPE-3	50	25	25	0	0
ILGPE-4	28.3	28.3	28.3	7.5	7.5

5.2　EMIPF$_6$-P(VdF-HFP)型 ILGPE 的性质

5.2.1　EMIPF$_6$-P (VdF-HFP)型 ILGPE 的形貌

制得的 ILGPE 均为厚度 $145\sim150\mu m$ 的透明、弹性自撑膜，其数码照片如图 5-2 所示。

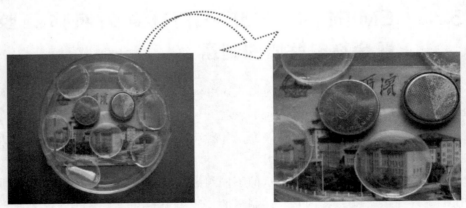

图 5-2　离子液体凝胶聚合物电解质（ILGPE）的数码照片

测试了上述不同组成的 ILGPE 的 SEM 图像，结果如图 5-3 所示。

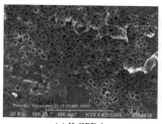
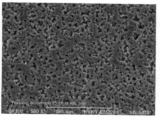
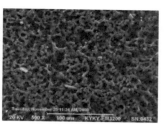

(a) ILGPE-1   (b) ILGPE-2   (c) ILGPE-3

图 5-3　离子液体凝胶聚合物电解质的 SEM 图像

ILGPE-1 的成分为聚合物和锂盐，如图 5-3（a）所示，其表面形貌不均匀，在电解质膜的表面存在覆盖物，这可能是由于锂盐 LiPF₆ 未完全溶解造成的，电解质膜中虽然存在许多孔径小于 $5\mu m$ 的微孔，但电解质膜表面仍有部分无孔的区域，这将不利于电化学过程中离子的迁移；添加适量的离子液体 EMIPF₆ 得到了 ILGPE-2，如图 5-3（b）所示，离子液体促进了锂盐的溶解，得到了表面形貌均匀的离子液体聚合物电解质膜，孔径 $4\sim10\mu m$ 的微孔均匀分布在电解质膜的表面；进一步增加离子液体的含量得到了 ILGPE-3，如图 5-3（c）所示，电解质膜表面微孔的减少导致原本均匀光滑的表面变得粗糙，一些微孔被坍塌的微孔壁堵塞，这将破坏离子在电解质膜中的迁移并降低电解质膜的机械强度。ILGPE-4 表面存在的少量 EC、PC 易挥发，故 EC、PC 的存在对离子液体聚合物电解质膜的表观形貌无影响，ILGPE-4 的 SEM 图像与 ILGPE-2 的 SEM 图像相同。

5.2.2　EMIPF₆-P（VdF-HFP）型 ILGPE 的热性能

测试了离子液体凝胶聚合物电解质的 DSC 曲线，温度范围为 $-100\sim0℃$，扫描速度为 $10℃/min$，结果见图 5-4。

对于聚合物来说，玻璃化温度 T_g 是指聚合物从玻璃态到高弹态的转变温度。如图 5-4 所示，ILGPE-1 的玻璃化温度 T_g 为 $-69.57℃$，加入离子液体后聚合物电解质的玻璃化温度降低，ILGPE-2、ILGPE-3 的玻璃化温度 T_g 分别为 $-78.71℃$、$-78.78℃$，说明离子液体的加入弱化了聚合物链段的相互作用，提高了聚合物链段的移动，这有利于离子液体聚合物电解质获得较高的离子电导率[142]。ILGPE-4 表面存在的少量 EC、PC 在 DSC 测试温度区间内（$-100\sim0℃$）对离子液体凝胶聚合物电解质无影响，ILGPE-4 的玻璃化温度 T_g 也为 $-78.71℃$。

由于在离子液体聚合物凝胶电解质中引入的 EC、PC 属于易燃成分，有

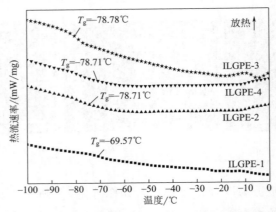

图 5-4　离子液体凝胶聚合物电解质的 DSC 测试曲线

可能给原本不燃的电解质带来安全隐患。因此，对 ILGPE-2、ILGPE-4 进行了热重分析实验测试，温度范围为室温至 400℃，结果见图 5-5。

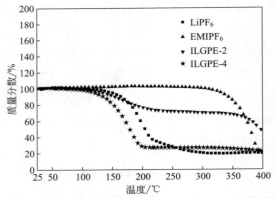

图 5-5　$LiPF_6$、$EMIPF_6$、ILGPE-2 和 ILGPE-4 的热重分析

由图 5-5 可见，锂盐 $LiPF_6$ 在 173.1℃开始分解，当温度以 10℃/min 的速率升至 400℃时，锂盐质量损失为 78%。离子液体 $EMIPF_6$ 的热稳定性较好，在 352.7℃发生分解，远高于商用有机电解液的闪点（约 200℃）[143,144]。ILGPE-2 在 133.3～198.6℃区间发生的质量损失归因于锂盐的分解以及聚合物 P(VdF-HFP) 的分解［纯 P(VdF-HFP) 的分解温度为 140℃[145]］；在 372.7～400℃温度范围内的质量损失则归因于 $EMIPF_6$ 的分解。对于 ILGPE-4，在 145～194.8℃区间发生的质量损失与锂盐、聚合物 P(VdF-HFP) 以及 EC-PC 的分解有关。对比 ILGPE-2、ILGPE-4 的热重分析结果可知，加入 EC、PC 后，使离子液体凝胶聚合物电解质膜的质量损失由 33.5%增大至 73%，因此可以得出结论，EC、PC 的蒸气压以及热分解温度较低，它们的存

在的确降低了电解质膜的热稳定性。

分别对商用有机电解液〔1mol/L LiPF$_6$＋EC/DEC/EMC（1/1/1，体积比）〕、ILGPE-2 以及 ILGPE-4 进行了燃烧实验测试（测试结果的数码照片见图 5-6），以考察上述电解质的可燃性，进而说明离子液体凝胶聚合物电解质在安全性方面存在的优势以及将该电解质应用于锂离子电池的可行性。将燃烧实验的结果归纳整理，列于表 5-2。

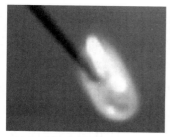 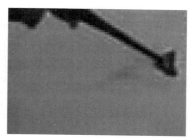 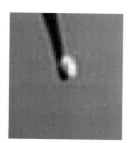

(a) 1mol/L LiPF$_6$+EC/DEC/EMC (1/1/1，体积比)   (b) ILGPE-2   (c) ILGPE-4

图 5-6　燃烧实验的数码照片

表 5-2　燃烧实验结果

样品	可燃性	燃烧程度	持续燃烧时间/s
1mol/L LiPF$_6$/EC＋DEC＋EMC(1/1/1,体积比)	可燃	剧烈	10
ILGPE-2	不可燃	—	—
ILGPE-4	可燃	微弱	4

从表 5-2 可知，商用电解液强烈燃烧，燃烧时间持续了 10s。ILGPE-2 无可燃性，ILGPE-4 微弱燃烧，燃烧时间仅持续 4s。虽然 EC、PC 的加入降低了离子液体凝胶聚合物电解质膜的热稳定性，但是与商用有机电解液相比，ILGPE-4 的可燃性大大降低，用其作锂离子电池的电解质可以在一定程度上改善电池的安全性。

5.2.3　EMIPF$_6$-P (VdF-HFP)型 ILGPE 的电化学性能

5.2.3.1　离子电导率

电解质必须具有较高的离子电导率，以满足锂离子电池在实际应用中对工作电流的要求。室温下，离子电导率在 $10^{-3} \sim 10^{-2}$ S/cm 范围内是较为理想的，10^{-5} S/cm 以上是可以接受的[146]。组装"不锈钢/离子液体凝胶聚合物电解质膜/不锈钢"测试电池，通过交流阻抗实验测试本体电阻 R_b，并根据式(2-2)计算出 ILGPE-1、ILGPE-2、ILGPE-3 在 $30 \sim 80$℃下的离子电导率，结果列于表 5-3 中。

表 5-3　离子液体凝胶聚合物电解质的电导率数据

温度/℃	离子电导率 $\sigma/(\times 10^{-3} S/cm)$			
	ILGPE-1	ILGPE-2	ILGPE-3	ILGPE-4
30	0.129	1.591	1.295	1.650
40	0.167	2.140	1.424	2.672
50	0.310	3.340	1.903	8.531
60	0.511	4.591	2.511	10.997
70	0.678	6.642	4.076	24.698
80	1.125	9.170	6.511	27.698

由表 5-3 可知，对于各组成的离子液体凝胶聚合物电解质，其离子电导率均随着温度的升高逐渐增大。室温离子电导率是衡量电解质导电性的重要参数，ILGPE-1 的室温离子电导率为 $1.29 \times 10^{-4} S/cm$；加入离子液体 EMIPF$_6$ 后的 ILGPE-2 的室温离子电导率提高到 $1.59 \times 10^{-3} S/cm$，该结果与 5.2.2 小节中玻璃化温度降低有利于获得较高的离子电导率的预测吻合，并且 ILGPE-2 的 σ 数值远大于以前所报道的其他凝胶聚合物电解质[147~149]；进一步增加离子液体的含量得到 ILGPE-3，其室温离子液体电导率略下降至 $1.25 \times 10^{-3} S/cm$，由 SEM 测试可以发现，进一步增加离子液体含量后，一些微孔被坍塌的微孔壁堵塞，导致电解质膜表面微孔减少，锂离子在电解质膜中的迁移受到一定程度的破坏，从而导致离子液体室温电导率下降。对比 ILGPE-2 与 ILGPE-4 的离子电导率数据可知，加入 EC、PC 将 σ 数值提高到 $1.65 \times 10^{-3} S/cm$，这归因于 EC、PC 较高的介电常数。

5.2.3.2　电化学稳定窗口

线性伏安扫描常用来表征聚合物电解质的电化学稳定性，如图 5-7 所示是离子液体凝胶聚合物电解质的线性伏安扫描曲线。

在图 5-7 的曲线中，随着扫描的进行响应电流迅速增大，表明离子液体凝胶聚合物电解质开始发生强烈的氧化分解反应，此时的电位值为电解质稳定电压的上限[150]。ILGPE-1 的阳极稳定电压上限为 3.1V，加入离子液体后的 ILGPE-2、ILGPE-3 的阳极稳定电压上限分别正移至 4.3V、4.2V，说明该电解质可以与常见锂离子电池正极材料（如 LiCoO$_2$、LiFePO$_4$）匹配组装半电池。但是离子液体含量最高的 ILGPE-3 在 1.5V 附近发生了 EMIPF$_6$ 的还原分解反应（见图 5-7 插图），EMIPF$_6$ 的阴极不稳定性是由于其 2 号位 C 上的 H 原子易受攻击造成的[151,152]。

加入 EC、PC 后对离子液体凝胶聚合物电解质的阳极稳定电压上限虽无明显影响，但是 EC、PC 对 0.5V 附近发生的还原反应表现了抑制作用，这在

图 5-7 插图中可以明显看出来。EC 是商用电解液的组成之一，并且参与了电极表面 SEI 膜的形成过程，由此推断 EC、PC 可能在电解质表面分解形成了类似表面膜的结构，阻止了离子液体 $EMIPF_6$ 的进一步分解。

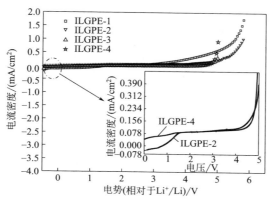

图 5-7   离子液体凝胶聚合物电解质的线性扫描伏安曲线

然而，在 0~0.5V 电位区间内，阴极电流并没有完全消失，这说明该类电解质无法与锂离子电池常用石墨类负极匹配组装半电池，因为电解质将先于负极发生还原反应，导致石墨类负极无法进行有效的嵌/脱锂反应。但是，该电解质可以与高工作电位的负极材料（如 $Li_4Ti_5O_{12}$）匹配组装半电池。

5.2.3.3 锂离子迁移数

组装"金属锂/ILGPE/金属锂"非阻塞型电池，采用电化学阻抗与稳态电流法相结合的方法测试了离子液体凝胶聚合物电解质的锂离子迁移数，测试结果见图 5-8。

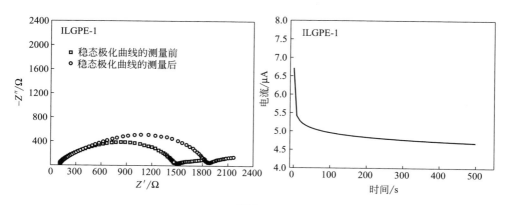

图 5-8

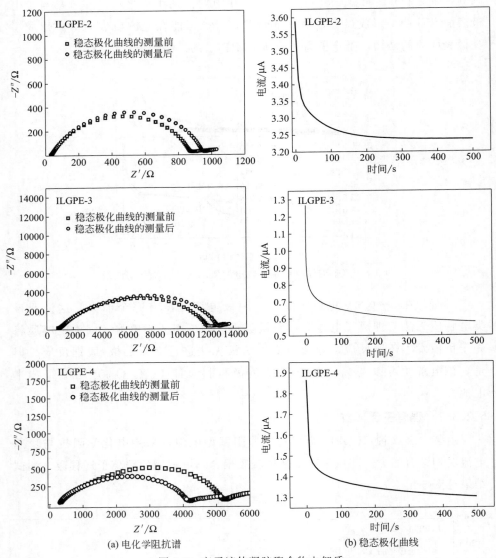

(a) 电化学阻抗谱　　　　　　(b) 稳态极化曲线

图 5-8　离子液体凝胶聚合物电解质

由图 5-8(a) 可见，极化前后的交流阻抗谱在中高频区均显示为一个圆弧，低频区为一条斜线。其中，高频区圆弧起点与横轴交点为极化前后电池的本体电阻 R_0^b、R_s^b，中频区圆弧与低频区斜线的交点对应的横坐标为极化前后电池本体电阻与电极反应电阻的总和 R_0^{film}、R_s^{film}。锂对称电池（Li/ILGPE/Li）的交流阻抗谱可用图 3-9 所示的等效电路图模拟；由图 5-8(b) 可见，极化开始后出现初始极大电流 I_0，随后电流迅速减小，并在一定时间后达到一个稳定值 I_s。

从交流阻抗谱读出 R_0^b、R_s^b 和 R_0^{film}、R_s^{film} 的值，根据式（2-3）计算出离子液体凝胶聚合物电解质的锂离子迁移数。其中，$R_0 = R_0^{film} - R_0^b$；$R_{ss} = R_s^{film} - R_s^b$，ILGPE 的锂离子迁移数数据列于表 5-4。

表 5-4　离子液体凝胶聚合物电解质锂离子迁移数数据

编号	R_0/Ω	R_{ss}/Ω	I_0/mA	I_s/mA	t_{Li^+}	$\sigma_{Li^+}/(\times 10^{-3} S/cm)$
ILGPE-1	1367.30	1765.44	5.9557	4.6074	0.77	0.099
ILGPE-2	847.48	918.39	3.7817	3.2367	0.53	0.843
ILGPE-3	11992.02	11343.43	1.2813	0.5778	0.45	0.583
ILGPE-4	3252.40	3737.00	1.8654	1.3011	0.63	1.040

由表 5-4 可知，ILGPE-1 的锂离子迁移数为 0.77，加入离子液体后的 ILGPE-2、ILGPE-3 的锂离子迁移数分别减小到 0.53、0.45。结果表明，离子液体凝胶聚合物电解质的锂离子迁移数随着离子液体含量的增加而降低，这与 J. H. Shin 的研究结果一致[153]。然而，加入 EC、PC 的 ILGPE-4 的锂离子迁移数增加到 0.63。理想状态下，锂离子迁移数为 1，即所有导电电荷均为 Li$^+$ 的迁移所致，但实际上，除了 Li$^+$ 在正、负极之间移动外，其他离子（如 EMI$^+$、PF$_6^-$）也参与移动并使电池产生极化，从而导致锂离子迁移数小于 1[154]。锂离子电导率由公式：$\sigma_{Li^+} = t_{Li^+} \sigma$ 计算得来，由表 5-4 可知，ILGPE-1 的 σ_{Li^+} 数值仅为 0.099，这表明大多数的 Li$^+$ 被聚合物矩阵束缚，仅少部分 Li$^+$ 参与电化学反应。加入离子液体后，ILGPE-2、ILGPE-3 的 σ_{Li^+} 数值增加至 0.843、0.583。加入 EC、PC 后的 ILGPE-4 的 σ_{Li^+} 数值进一步增加，这主要是介电常数较高的 EC、PC 改善了离子迁移。

综合分析离子液体凝胶聚合物电解质 ILGPE-1、ILGPE-2、ILGPE-3 的电化学参数，ILGPE-2 最优。在 ILGPE-2 中加入质量分数相同的 EC、PC 混合物得到了 ILGPE-4，且 EC、PC 的加入进一步改善了 ILGPE-2 的各项电化学性能。综合比较 ILGPE-1、ILGPE-2、ILGPE-3、ILGPE-4 的电化学参数，由于 ILGPE-4 的室温电导率、电化学稳定窗口、锂离子迁移数均最优，因此采用 ILGPE-4 进行后续的研究。

5.3　EMIPF$_6$-P(VdF-HFP)型 ILGPE 的导电行为

5.3.1　自由体积理论

由 Cohen 提出的自由体积理论的基本思想是把原子和分子的定域或退定

域的问题，从每一个分子所具有的可以活动的体积观点去处理，或者把问题描述成对于分子的运动是否具有足够的空间[155,156]。该理论认为离子的迁移必须有一定的空隙，即自由体积，聚合物主体的平均自由体积是决定电解质离子电导率的重要因素。由于聚合物内部自由体积 V_f 的热涨落，产生离子移动必须的体积 V^* 的空隙概率 P_h 为

$$P_h = \exp\left(-\frac{rV^*}{V_f}\right) \tag{5-1}$$

式中　P_h——空隙概率；

　　　V^*——离子移动必须的体积；

　　　V_f——聚合物内部自由体积；

　　　r——自由体积重叠的修正系数。

离子克服能垒 W_0 由 A 跃迁到 B 的概率如下。

$$P_j = v \exp\left(-\frac{W_0}{kT}\right) \tag{5-2}$$

离子移动的频率 f 正比于 $P_j P_h$，离子移动的平均速度 $v = \lambda \left(f_+ - f_-\right)$，其中 λ 为相邻平衡位置 A 与 B 间的距离。

离子浓度 n 对温度的依赖性见式(5-3)。

$$n = n_0 \exp\left(-\frac{W'}{2\varepsilon kT}\right) \tag{5-3}$$

式中　W'——离子热离解能；

　　　ε——介电常数；

　　　n_0——常数。

电导率计算公式如下。

$$\sigma = \frac{env}{E} \tag{5-4}$$

式中　E——电场强度。

由式(5-1)～式(5-4) 可得出电导率的表达式。

$$\sigma = \sigma_0 \exp\left[-\left(\frac{rV^*}{V_f} + \frac{W_0 + \dfrac{W'}{2\varepsilon}}{kT}\right)\right] \tag{5-5}$$

式中　σ_0——依赖于电场大小的常数。

由自由体积方程可知：在玻璃化温度以下，聚合物处在"冻结状态"，离子导电能力极弱，但离子仍可以在聚合物内部存在的自由体积中移动，这时 rV^*/V_f 成为不随温度变化的常数，在此温度范围内的电导率 σ 对温度的关

系为

$$\sigma = \sigma_0 \exp\left[-\left(\frac{W_0 + \dfrac{W'}{2\varepsilon}}{kT}\right)\right] \qquad (5\text{-}6)$$

此时聚合物电解质的电导率与温度的关系服从阿伦尼乌斯方程。

由上述自由体积理论的阐述可以推断：对于一个聚合物电解质体系，如果导电离子的迁移主要受聚合物分子链段分子运动的影响，则电导率符合式(5-5)，rV^*/V_f 随温度变化而变化；如果聚合物的分子链段运动对导电离子的迁移影响微小，则导电行为符合式(5-6)。分别对式(5-6)两边取对数得到

$$\log\sigma = \log\sigma_0 + \left(-\frac{W_0 + \dfrac{W'}{2\varepsilon}}{2.303k}\right)\frac{1}{T} \qquad (5\text{-}7)$$

$\log\sigma$ 与 $1/T$ 呈线性关系，体系的导电行为服从阿伦尼乌斯方程。

基于自由体积理论的观点，对于本章研究的离子液体聚合物电解质，可以通过对测试体系的 $\log\sigma \sim 1000/T$ 曲线进行讨论来研究其导电特点。

5.3.2 log σ ~ 1000/T 曲线的讨论

如上所述，$\log\sigma \sim 1000/T$ 经常用来说明聚合物电解质的导电行为，由表 5-2 的数据绘制了 ILGPE-1、ILGPE-2、ILGPE-3 和 ILGPE-4 的 $\log\sigma \sim 1000/T$ 曲线，见图 5-9。

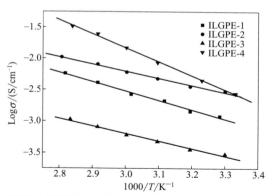

图 5-9　离子液体凝胶聚合物电解质的离子电导率-温度关系曲线

图 5-9 中各数据点为实验测得的数据，图中显示 $\log\sigma$ 与 $1000/T$ 近似成一条直线，表现出典型的阿伦尼乌斯导电行为。因此，采用式(5-7) 对各个体系测得的数据点进行拟合。图中显示的实线为拟合的结果，可以看出 ILGPE-1、ILGPE-2、ILGPE-3 以及 ILGPE-4 拟合的直线与实验数据十分吻合，说明上

述体系的导电行为均服从阿伦尼乌斯方程。一个体系的阿伦尼乌斯行为表明：聚合物电解质的电导率主要依靠自由离子的迁移。

此外，由式(5-7)拟合得到的指前因子 σ_0 和表观活化能 E_a 值列于表 5-5。

表 5-5　阿伦尼乌斯方程各参数拟合结果

离子液体凝胶聚合物电解质编号	指前因子 σ_0/(S/cm)	表观活化能 E_a/(kJ/mol)
ILGPE-1	2.879	17.86
ILGPE-2	0.227	14.76
ILGPE-3	1.634	17.13
ILGPE-4	0.214	14.13

由表 5-5 可以看到：$E_{a\text{-}ILGPE\text{-}1} > E_{a\text{-}ILGPE\text{-}3} > E_{a\text{-}ILGPE\text{-}2} > E_{a\text{-}ILGPE\text{-}4}$。ILGPE-4 的活化能最小，说明锂离子迁移相对自由；而 ILGPE-1、ILGPE-3 的表观活化能较大，说明离子液体凝胶聚合物电解质表面的微孔结构较少，离子传输的阻力大，锂离子移动相对困难。

5.4　EMIPF$_6$-P(VdF-HFP)型 ILGPE 在 Li/LiFePO$_4$ 中的应用

综合分析离子液体凝胶聚合物电解质的电化学参数，ILGPE-4 的各项性能最优，根据本章对 ILGPE 电化学稳定窗口的测试分析，分别选取 LiFePO$_4$ 与 Li$_4$Ti$_5$O$_{12}$ 作为半电池的正、负极材料，组装"Li/ILGPE-4/LiFePO$_4$""Li/ILGPE-4/Li$_4$Ti$_5$O$_{12}$"半电池并考察了半电池的性能。

5.4.1　循环伏安行为

测试"Li/ILGPE-4/LiFePO$_4$"半电池的循环伏安曲线，扫描速度为 0.5mV/s，电压范围为 2.5~4.5V，结果见图 5-10。

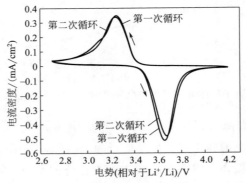

图 5-10　Li/ILGPE-4/LiFePO$_4$ 的循环伏安曲线

由图 5-10 可知，锂离子在橄榄石结构的 LiFePO$_4$ 中的脱/嵌电压分别出现在 3.67V 和 3.25V 附近，这与该材料在常用的有机电解液中的脱/嵌锂电位[157] 相一致，说明 LiFePO$_4$ 在该电解质体系下的电化学行为与在有机电解液体系中相一致。随着扫描循环次数的增加，氧化还原电位峰的位置并没有发生明显的变化，说明 LiFePO$_4$ 在该电解质体系下具有较好的脱/嵌可逆性。

5.4.2 充放电性能

如图 5-11 所示为 "Li/ILGPE-4/LiFePO$_4$" 半电池的首次充放电曲线，半电池的充放电截止电压为 2.7～4.2V，充放电倍率为 0.1C。

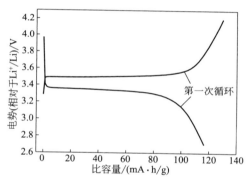

图 5-11 "Li/ILGPE-4/LiFePO$_4$" 半电池的首次充放电曲线

从图 5-11 可知，半电池 "Li/ILGPE-4/LiFePO$_4$" 的首次充电平台大约为 3.50V，放电平台大约为 3.34V，这与循环伏安曲线中的脱/嵌锂电位接近。首次充电容量为 130mA·h/g，首次放电容量为 116.5mA·h/g，库仑效率仅为 89.6%。相对较低的首次库仑效率可能与首次充放电循环过程在电极表面形成表面膜有关。

测试了 "Li/ILGPE-4/LiFePO$_4$" 半电池的循环性能曲线，半电池的充放电截止电压为 2.7～4.2V，充放电倍率为 0.1C，结果见图 5-12。

由图 5-12 可知，"Li/ILGPE-4/LiFePO$_4$" 半电池的首次充放电比容量分别为 130.0mA·h/g、116.5mA·h/g，库仑效率仅为 89.6%。第 2 次循环的充放电比容量分别为 117.4mA·h/g、114.1mA·h/g，库仑效率增大至 97.2%。循环 20 次后，半电池的充放电容量仍保持在 121.3mA·h/g、121.6mA·h/g，半电池表现出优良的循环性能。相对较低的首次库仑效率可能与首次充放电循环过程在电极表面形成表面膜有关。

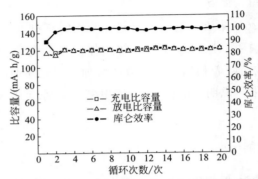

图 5-12 "Li/ILGPE-4/LiFePO$_4$"半电池的循环性能曲线

5.4.3 倍率性能

测试 "Li/ILGPE-4/LiFePO$_4$" 半电池的倍率性能曲线,充放电倍率分别为 0.1C、0.5C、1.0C、2.0C 和 5.0C,电压范围为 2.5～4.5V,结果见图 5-13。

由图 5-13 可知,在 0.5C 倍率下,"Li/ILGPE-4/LiFePO$_4$" 半电池的首次充放电比容量分别为 111.7mA·h/g、110.4mA·h/g,库仑效率为 98%,循环 20 次后,半电池容量仍保持在 112.3mA·h/g、111.6mA·h/g,半电池表现出优良的循环性能;充放电倍率增大到 1C 后,"Li/ILGPE-4/LiFePO$_4$" 半电池的首次充放电比容量分别为 91.5mA·h/g、90.4mA·h/g,库仑效率为 98%,且容量随着循环的进行无明显的衰减;当充放电倍率增大到 2C 和 5C 时,半电池的循环性能均有所下降,半电池的充放电容量随着循环的进行不断波动,在 2C 倍率下,半电池的充放电容量分别在 88.4mA·h/g 左右波动,在 5C 倍率下,半电池的充放电容量下降至 56.8mA·h/g 左右。

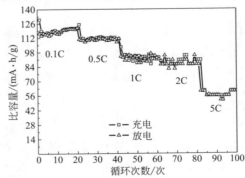

图 5-13 "Li/ILGPE-4/LiFePO$_4$" 半电池的倍率性能曲线

5.4.4　LiFePO$_4$ 电极/电解质界面性质

为了考察离子液体凝胶聚合物电解质膜与金属锂界面的稳定性，组装"Li/ILGPE-4/Li"对称电池，测试不同存储时间后的电化学阻抗谱，测试频率范围为 $10^{-2}\sim10^5\,\mathrm{Hz}$，振幅为 $5\,\mathrm{mV}$，结果见图 5-14。

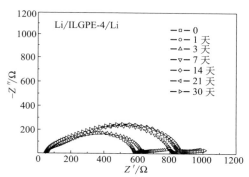

图 5-14　Li/ILGPE-4/Li 不同搁置时间后的 EIS 谱图

由图 5-14 可见，阻抗谱由两个半圆构成，高频区的半圆通常表示表面膜的阻抗，中频区的半圆表示电荷传递的阻抗。从图 5-14 可以发现，在金属锂和电解质膜之间形成了表面膜，从而在一定程度上抑制了离子液体与金属锂之间的相互反应。中频区的电荷传递阻抗在存储 7 天以后趋于稳定，这表示形成的表面膜有利于提高金属锂/电解质界面的稳定性。

在充满氩气的手套箱中，将"Li/ILGPE-4/LiFePO$_4$"半电池小心拆开，取出 LiFePO$_4$ 极片，用 DMC 清洗干净并在室温下自然干燥后进行 SEM 测试。循环前的 LiFePO$_4$ 极片以及"Li/ILGPE-4/LiFePO$_4$"半电池循环 20 次后的 LiFePO$_4$ 极片的 SEM 图像见图 5-15。

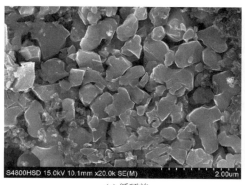

(a) 循环前　　　　　　　　　　　(b) 循环20次后

图 5-15　充放电循环前后的 LiFePO$_4$ 电极表面的 SEM 图像

充放电循环之前［图 5-15(a)］，电极表面的颗粒清晰可见，颗粒棱角分明。充放电循环之后［图 5-15(b)］，极片表面发生了明显变化，原先清晰可见的颗粒已经看不到，极片表面被一层表面膜覆盖，这证实了前面有关在电极表面形成表面膜的推测。表面膜覆盖在电极表面上，将颗粒之间的间隙填充，把活性颗粒连接起来，这将在一定程度上减小颗粒之间的接触电阻和电极/电解质的界面阻抗。

"Li/ILGPE-4/LiFePO$_4$"电池不同循环次数后的 EIS 谱见图 5-16(a)，测试频率范围为 $10^{-2} \sim 10^5\,\mathrm{Hz}$，振幅为 5mV。

从图 5-16(b) 的等效电路图可以拟合得到充放电循环过程中相关参数的变化。等效电路图中，R_e 表示电解质的电阻；CPE 为恒相位角元件，通常容抗弧偏离标准电容时可以用它来代替；R_f 表示表面膜电阻，它的数值变化反应了表面膜的变化情况；R_{ct} 表示电荷转移电阻；Z_w 表示由半无限扩散控制的 Warburg 阻抗。

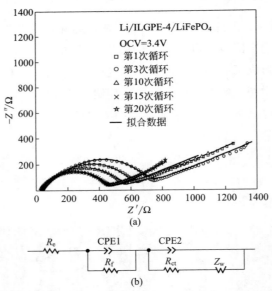

图 5-16　不同循环次数后 Li/ILGPE-4/LiFePO$_4$ EIS 谱图 (a) 和拟合等效电路图 (b)

从图 5-16(a) 中可以看出，拟合数据和实验数据十分吻合，说明所用的等效电路可信度较高。表 5-6 是拟合得到的相关数据。

表 5-6　谱拟得到的相关数据

循环次数/次	R_e/Ω	R_f/Ω	R_{ct}/Ω
1	41.06	214.6	267.1

续表

循环次数/次	R_e/Ω	R_f/Ω	R_{ct}/Ω
3	42.16	245.9	335.2
10	31.43	353.5	93.59
15	28.67	352.1	33.52
20	28.19	352.8	31.03

从表 5-6 中的数据可以看出，在前 3 次循环过程中，R_f 和 R_{ct} 数值都逐渐增大，这说明表面膜随着循环进行而逐渐增厚，而表面膜增厚也影响了锂离子的扩散，从而进一步影响了后续的电荷转移反应，使得 R_{ct} 逐渐增大。到第 10 次循环时，R_f 数值达到最大值 353.5Ω，并在后续的 10 次循环过程中基本保持在 352Ω 附近，这说明经过 10 次充放电循环之后，表面膜的生长达到稳定。此外，R_{ct} 数值从第 10 次之后呈逐渐减小的趋势，结合 R_f 的变化情况可知，这可能是由于在循环过程中，表面膜的膜结构不断得到完善，使得表面膜的离子传输性能有所提高，降低了离子传输阻力，进而使得电荷转移反应的阻力也随之降低，使得锂离子脱/嵌反应的活性增加[158]。

5.5 EMIPF$_6$-P(VdF-HFP)型 ILGPE 在 Li/Li$_4$Ti$_5$O$_{12}$ 中的应用

5.5.1 循环伏安行为

"Li/ILGPE-4/Li$_4$Ti$_5$O$_{12}$"半电池的循环伏安曲线见图 5-17，测试条件：扫描速度 0.5mV/s，电压范围 1.0～3.0V。

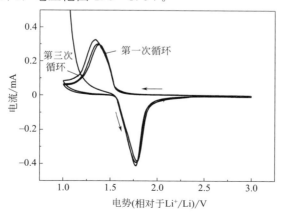

图 5-17 "Li/ILGPE-4/Li$_4$Ti$_5$O$_{12}$"半电池的循环伏安曲线

由图 5-17 可知，Li^+ 在 $Li_4Ti_5O_{12}$ 中的脱/嵌电压分别出现在 1.35V 和 1.78V 附近。随着扫描循环次数的增加，氧化还原电位峰的位置并没有发生明显的变化，说明 $Li_4Ti_5O_{12}$ 在 ILGPE-4 电解质体系下具有较好的脱/嵌可逆性。

5.5.2 循环性能

"Li/ILGPE-4/$Li_4Ti_5O_{12}$"半电池的首次充放电曲线见图 5-18，半电池的充放电截止电压为 2.7~4.2V，在 0.1C 倍率下测试。

从图 5-18 可知，半电池"Li/ILGPE-4/$Li_4Ti_5O_{12}$"的首次充电平台大约为 1.65V，放电平台大约为 1.52V。首次放电比容量为 180.3mA·h/g，首次充电比容量为 121.0mA·h/g，库仑效率仅为 67.2%。相对较低的首次库仑效率可能与首次充放电循环过程在电极表面形成表面膜有关。

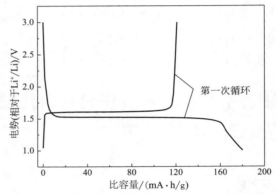

图 5-18 "Li/ILGPE-4/$Li_4Ti_5O_{12}$"半电池的首次充放电曲线

"Li/ILGPE-4/$Li_4Ti_5O_{12}$"半电池的循环性能曲线见图 5-19，半电池的充

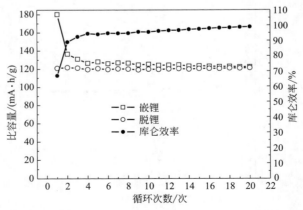

图 5-19 "Li/ILGPE-4/$Li_4Ti_5O_{12}$"半电池的循环性能曲线

放电截止电压为 3.0～1.0V，在 0.1C 倍率下测试。

由图 5-19 得到"Li/ILGPE-4/Li$_4$Ti$_5$O$_{12}$"半电池的首次充放电比容量分别为 120.0mA·h/g、180.3mA·h/g，库仑效率仅为 67.2%。第 2 次循环的充放电比容量分别为 121.8mA·h/g、136.7mA·h/g，库仑效率增大至 89.1%。循环 20 次后，半电池的充放电容量仍保持在 121.3mA·h/g、122.5mA·h/g，半电池表现出优良的循环性能。相对较低的首次库仑效率可能与首次充放电循环过程在电极表面形成表面膜有关。

5.5.3 倍率性能

"Li/ILGPE-4/Li$_4$Ti$_5$O$_{12}$"半电池的倍率性能曲线见图 5-20，充放电倍率分别为 0.1C、0.5C、1.0C、2.0C 和 5.0C，电压范围为 2.5～4.5V。

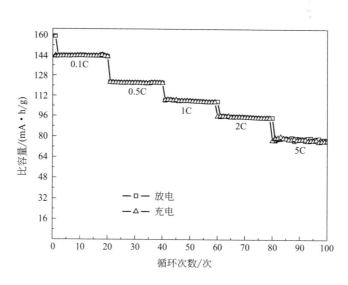

图 5-20　"Li/ILGPE-4/Li$_4$Ti$_5$O$_{12}$"半电池的倍率性能曲线

由图 5-20 可见，在 0.5C 倍率下，"Li/ILGPE-4/Li$_4$Ti$_5$O$_{12}$"半电池的首次充放电比容量分别为 122.7mA·h/g、123.0mA·h/g，库仑效率为 99%，循环 20 次后，半电池容量仍保持在 121.9mA·h/g、120.0mA·h/g，半电池表现出优良的循环性能；电流密度增大到 1C 后，"Li/ILGPE-4/Li$_4$Ti$_5$O$_{12}$"半电池的首次充放电比容量分别为 108.8mA·h/g、109.7mA·h/g，库仑效率为 99%，且容量随着循环的进行无明显的衰减。在 2C 倍率下，半电池的充放电容量分别为 96.1mA·h/g、97.2mA·h/g，且容量随着循环的进行无明显的衰减。在 5C 倍率下，半电池的充放电容量下降至 76.2mA・h/g、79.6mA・h/g，循环 20 次后，半电池的充放电比容量分别为 75.7mA・h/g、77.2mA・h/g。

5.5.4 $Li_4Ti_5O_{12}$ 电极/电解质界面性质测试

为了表征离子液体聚合物凝胶电解质与电极的界面性质，测试了循环前的 $Li_4Ti_5O_{12}$ 极片以及"Li/ILGPE-4/$Li_4Ti_5O_{12}$"半电池循环 20 次后的 $Li_4Ti_5O_{12}$ 极片的 SEM 图像。在充满氩气的手套箱中，将"Li/ILGPE-4/$Li_4Ti_5O_{12}$"半电池小心拆开，取出 $Li_4Ti_5O_{12}$ 极片，用 DMC 清洗干净并在室温下自然干燥后进行 SEM 图像观察，结果见图 5-21。

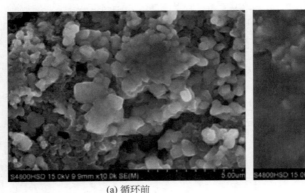
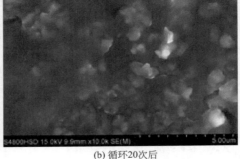

(a) 循环前   (b) 循环20次后

图 5-21 充放电循环前后的 $Li_4Ti_5O_{12}$ 电极表面的形貌图

如图 5-21 所示为"Li/ILGPE-4/$Li_4Ti_5O_{12}$"充放电循环前后电极表面的 SEM 图像。充放电循环之前［图 5-22（a）］，$Li_4Ti_5O_{12}$ 电极表面的颗粒清晰可见。充放电循环之后，极片表面发生了明显变化，原先清晰可见的颗粒已经看不到，极片表面被一层表面膜覆盖，初步证实了图 5-19 中有关在电极表面形成表面膜的推测。表面膜覆盖在电极表面上，将颗粒之间的间隙填充，把活性颗粒连接起来，这可能导致颗粒之间接触电阻和电极/电解质界面阻抗减小。

为通过离子液体聚合物凝胶电解质/$Li_4Ti_5O_{12}$ 电极之间的界面阻抗证实电极表面表面膜的存在，测试了"Li/ILGPE-4/$Li_4Ti_5O_{12}$"电池不同循环次数后的电化学阻抗谱，测试频率范围为 $10^{-2} \sim 10^5$ Hz，振幅为 5mV，结果见图 5-22。

如图 5-22 所示是"Li/ILGPE-4/$Li_4Ti_5O_{12}$"半电池不同循环次数后的电化学阻抗图。其中，高频区的半圆对应电解质/电极界面的表面膜电阻，用 R_f 表示；低频区的圆弧对应电荷转移电阻，用符号 R_{ct} 表示。从图 5-22 可以明

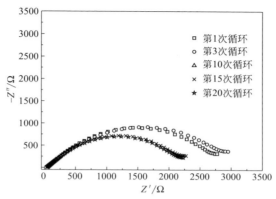

图 5-22　"Li/ILGPE-4/Li₄Ti₅O₁₂"半电池不同循环次数后的电化学阻抗图

显看出，从第 1 次循环到第 3 次循环过程中，表面膜电阻（R_f）和电荷转移电阻（R_{ct}）数值都在增大，这说明表面膜随着循环的进行逐渐增厚。从第 3 次循环到第 10 次循环过程中，表面膜电阻（R_f）和电荷转移电阻（R_{ct}）的数值基本保持不变，说明此时表面膜达到了相对稳定的状态。而表面膜的状态也影响着锂离子的扩散，从而进一步影响后续的电荷转移反应，R_{ct} 数值从第 10 次之后呈逐渐减小的趋势，结合 R_f 的变化情况可知，这可能是随着循环的进行，表面膜的膜结构不断得到完善，使得表面膜的离子传输性能有所提高，降低了离子传输阻力，使得电荷转移反应的阻力也随之降低，进而增加了锂离子脱/嵌反应的活性。

5.6　本章小结

采用溶液浇注法，以聚合物基体 P(VdF-HFP)、离子液体 EMIPF₆、锂盐 LiPF₆ 为主要成分，小分子溶剂 EC、PC 为增塑剂，制备了离子液体凝胶聚合物电解质膜（ILGPE）。采用 SEM、DSC、TG、燃烧实验等测试方法对上述电解质膜的表面形貌以及热稳定性进行了表征；采用 EIS、LSV、CA 等测试手段对离子液体凝胶聚合物电解质膜的电化学性能进行了表征；并考察了正极材料 LiFePO₄、负极材料 Li₄Ti₅O₁₂ 在上述离子液体凝胶聚合物电解质中的循环性能和倍率性能，得出如下结论。

① 制得的离子液体凝胶聚合物电解质为弹性、透明的自撑膜，膜的表面均匀分布着许多微米级的微孔，其中组成为 28.3％ P(VdF-HFP)、28.3％ EMIPF₆、28.3％ LiPF₆、7.5％ EC、7.5％ PC（质量分数）的电解质膜的电化

学性能最优，室温离子电导率为 $1.650 \times 10^{-3} S/cm$、电位稳定区间为 $0.5 \sim 4.3V$、锂离子迁移数为 0.63。

② 通过对离子液体凝胶聚合物电解质的导电行为进行研究，发现其导电行为符合阿伦尼乌斯方程，这说明聚合物电解质的电导率主要依靠自由离子的迁移而产生。

③ 正极材料 $LiFePO_4$ 在上述电化学性能最优的离子液体凝胶聚合物电解质中表现出优良的循环性能和倍率性能：室温 $0.1C$ 倍率下，$LiFePO_4$ 的首次充放电比容量分别为 $130.0mA \cdot h/g$、$116.5mA \cdot h/g$，库仑效率为 89.6%；$0.5C$、$1C$ 倍率下的首次放电比容量分别为 $110.4mA \cdot h/g$、$90.4mA \cdot h/g$，且 20 次循环后比容量无明显衰减；但 $2C$、$5C$ 倍率下的循环稳定性有所下降。

④ 负极材料 $Li_4Ti_5O_{12}$ 在上述同样的离子液体凝胶聚合物电解质膜中的循环性能和倍率性能优良：室温 $0.1C$ 倍率下，$Li_4Ti_5O_{12}$ 的首次充放电比容量分别为 $121.0mA \cdot h/g$、$180.3mA \cdot h/g$；$0.5C$、$1C$、$2C$ 和 $5C$ 倍率下的首次充电比容量分别为 $122.7mA \cdot h/g$、$108.8mA \cdot h/g$、$96.1mA \cdot h/g$ 和 $76.2mA \cdot h/g$，且各倍率下 20 次循环后比容量均无明显衰减。

⑤ 研究电极/电解质膜的界面性质发现，随着循环的进行，在 $LiFePO_4$、$Li_4Ti_5O_{12}$ 电极表面均生成了稳定的表面膜，这是导致"$Li/LiFePO_4$""$Li/Li_4Ti_5O_{12}$"半电池 $0.1C$ 倍率下首次库仑效率较低的原因所在。生成的表面膜降低了离子传输阻力，进而降低了电荷转移反应的阻力，增加了锂离子脱/嵌反应的活性，从而在一定程度上改善了电池的循环性能。

第6章

EMITFSI-P(VdF-HFP)离子液体凝胶聚合物电解质的研究

具有不挥发、不可燃、热稳定性好等诸多优点的离子液体在电解质领域引起了人们的重视。其中，1-甲基-3-乙基咪唑二（三氟甲基磺酰）亚胺（EMITFSI）由于黏度较低（黏度最低的离子液体之一，$30\times10^{-3}\,Pa\cdot s^{[159]}$）、室温电导率较高，常常用作锂离子电池常用电解液的添加剂[160,161]。EMI$^+$阳离子易于合成、黏度低、室温电导率高，因此近十年来，EMI$^+$阳离子被认为是锂离子电池电解液最具应用潜质的替代者[162,163]。TFSI$^-$阴离子可与金属锂稳定存在，是最常用的疏质子、疏水的阴离子之一[164,165]。在本书第3章中讨论了EMITFSI-LiTFSI二元离子液体电解液，LiFePO$_4$正极、Li$_4$Ti$_5$O$_{12}$负极在该电解液中表现出优良的循环性能和倍率性能。本章以P(VdF-HFP)为聚合物基体，离子液体同样选用EMITFSI，制备离子液体凝胶聚合物电解质，由于离子液体凝胶聚合物电解质兼具了离子液体与聚合物电解质的优点，因此本章研究的电解质有望在改善锂离子电池的安全性方面做出更大的突破。同时，考察了电解质的热性能、电化学性能以及在"Li/LiFePO$_4$""Li/Li$_4$Ti$_5$O$_{12}$"半电池中的实用性。

6.1　EMITFSI-P(VdF-HFP)型 ILGPE 的制备

采用浇注法制备表6-1所示的不同组成的离子液体凝胶聚合物电解质。

表 6-1　离子液体凝胶聚合物电解质（ILGPE）标号以及组成

编号	EMITFSI 含量/%	LiTFSI 含量/%	P(VdF-HFP)含量/%
ILGPE-1	0	50	50
ILGPE-2	33.3	33.3	33.3
ILGPE-3	50	25	25

6.2 EMITFSI-P(VdF-HFP)型 ILGPE 的性质

6.2.1 EMITFSI-P(VdF-HFP)型 ILGPE 的形貌

制得的 ILGPE 均为厚度 $145\sim150\mu m$，透明、弹性的自撑膜，其数码照片如图 6-1 所示。

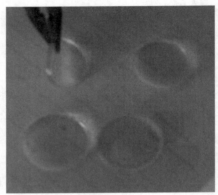

图 6-1 离子液体凝胶聚合物电解质（ILGPE）数码照片

采用扫描电子显微镜测试了上述不同组成的 ILGPE 的表面形貌，其 SEM 图像如图 6-2 所示。

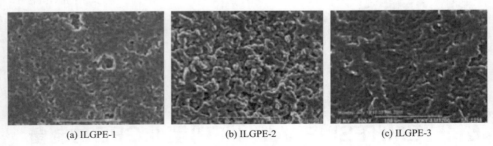

(a) ILGPE-1   (b) ILGPE-2   (c) ILGPE-3

图 6-2 离子液体凝胶聚合物电解质的 SEM 图像

由图 6-2 可见，离子液体凝胶聚合物电解质膜的微观结构由均匀分布的球形颗粒组成，与 Ferrari 报道的纯 P（VdF-HFP）的微观结构相似[166]。ILGPE-1 表面球形颗粒较致密，一些颗粒甚至聚集在一起。当加入离子液体后，得到的 ILGPE-2 的表面球形颗粒的尺寸增大，并在聚合物电解质表面形成了许多均匀分布的微孔（直径 $7\sim9\mu m$），这将有利于锂离子在离子液体凝胶聚合物电解质中的迁移。当离子液体的含量增加时，得到的 ILGPE-3 的表面再次变得平整、表面微孔减少,这对离子的迁移是不利的。

6.2.2 EMITFSI-P(VdF-HFP)离子液体凝胶聚合物电解质的热性能

为了考察 EMITFSI-P(VdF-HFP) 离子液体凝胶聚合物电解质的热稳定性,测试了 DSC 曲线,温度范围为 $-150 \sim 150 \text{℃}$,扫描速度为 10℃/min,结果见图 6-3。

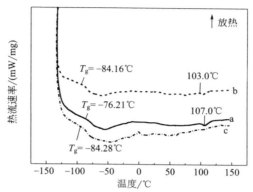

图 6-3 离子液体凝胶聚合物电解质的 DSC 测试曲线

a—ILGPE-1;b—ILGPE-2;c—ILGPE-3

由图 6-3 可见,ILGPE-1 的玻璃化温度 (T_g) 为 -76.21℃,且在 $-150 \sim 150 \text{℃}$ 温度范围内无溶解。加入离子液体后,离子液体聚合物电解质的玻璃化温度降低,ILGPE-2、ILGPE-3 的玻璃化温度分别为 -84.16℃、-84.28℃,说明离子液体的加入弱化了聚合物链段的相互作用,提高了聚合物链段的移动,这有利于离子液体聚合物电解质获得较高的离子电导率[167]。在 $-150 \sim 150 \text{℃}$ 温度范围内 ILGPE-2、ILGPE-3 的 DSC 曲线无吸热峰出现,说明在该温度区间内 ILGPE 的热稳定性良好。

分别对 EMITFSI-P(VdF-HFP) 离子液体凝胶聚合物电解质进行了燃烧实验测试,实验结果的数码照片见图 6-4。

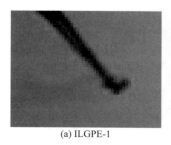 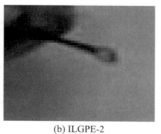 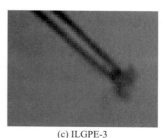

(a) ILGPE-1　　　　　　(b) ILGPE-2　　　　　　(c) ILGPE-3

图 6-4 离子液体凝胶聚合物电解质燃烧实验的数码照片

从图 6-4 可见，ILGPE-1、ILGPE-2 和 ILGPE-3 均不可燃，由于离子液体本身不易燃烧的特点，使得 EMITFSI-P(VdF-HFP) 离子液体凝胶聚合物电解质具有不可燃性，这将在根本上改善锂离子电池的安全性。

6.2.3　EMITFSI-P(VdF-HFP)型 ILGPE 的结构

纯 P(VdF-HFP) 和离子液体凝胶聚合物电解质的 XRD 谱图见图 6-5。

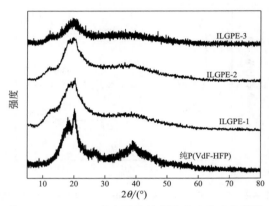

图 6-5　纯 P(VdF-HFP) 和离子液体凝胶聚合物电解质的 XRD 图

由图 6-5 可见，在纯 P(VdF-HFP) 的 XRD 图谱中，$2\theta = 18.5°$、$20°$ 出现两个衍射峰。而 ILGPE-1 的 XRD 谱图只出现了 $2\theta = 20°$ 的一个衍射峰，且聚合物电解质的结晶度降低。加入离子液体后，ILGPE-2 以及 ILGPE-3 的 XRD 谱图上结晶度进一步降低，$2\theta = 20°$ 的衍射峰变得不再明显，这说明离子液体可以阻碍 P(VdF-HFP) 的结晶，因为离子液体可以与聚合物以及 Li^+ 结合，从而降低离子液体凝胶聚合物电解质的结晶度。由于离子液体 EMITFSI 的加入，导致了聚合物电解质链段增加，这种无定形结构的增多将有利于获得较高的离子电导率。

6.2.4　EMITFSI-P(VdF-HFP)型 ILGPE 的电化学性能

6.2.4.1　**离子电导率**

通过交流阻抗实验测试各样品的本体电阻 R_b，采用涡流测厚仪测得各样品的厚度，并根据式(2-1) 计算出各离子液体凝胶聚合物电解质 ILGPE-1、ILGPE-2、ILGPE-3 在 20～80℃范围内的离子电导率，结果列于表 6-2。

由表 6-2 可知，对于各组成的离子液体凝胶聚合物电解质，其离子电导率均随着温度的升高逐渐增大。室温离子电导率是衡量电解质导电性的重要参数，ILGPE-1 的室温离子电导率为 3.35×10^{-4} S/cm；加入离子液体 EMITF-SI 后的 ILGPE-2、ILGPE-3 的室温离子电导率分别提高到 1.67×10^{-3} S/cm、4.27×10^{-3} S/cm，该结果与 6.2.2 小节中玻璃化温度降低以及 6.2.3 小节中聚合物结晶度的降低有利于获得较高的离子电导率的预测相吻合。

表 6-2   离子液体凝胶聚合物电解质的离子电导率

电解质	厚度/μm	离子电导率/($\times 10^{-3}$S/cm)						
		20℃	30℃	40℃	50℃	60℃	70℃	80℃
ILGPE-1	142	0.335	0.421	0.512	0.826	1.177	2.032	2.638
ILGPE-2	140	1.673	2.112	2.841	3.869	5.111	7.263	10.967
ILGPE-3	153	4.268	4.604	5.587	6.457	7.955	7.955	9.846

由表 6-2 的数据绘制了 ILGPE-1、ILGPE-2 和 ILGPE-3 的阿伦尼乌斯曲线，见图 6-6。

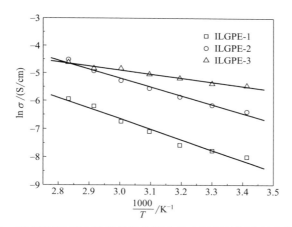

图 6-6   EMITFSI 和离子液体凝胶聚合物电解质的阿伦尼乌斯曲线

图 6-6 中各数据点为实验测得的数据，直线为拟合的结果。图中显示 lnσ 与 $1000/T$ 近似成一条直线，表现出典型的阿伦尼乌斯导电行为。这说明与 P(VdF-HFP)-EMIPF$_6$-LiPF$_6$ 一样，P(VdF-HFP)-EMITFSI-LiTFSI 离子液体凝胶聚合物电解质的电导率也主要靠自由离子的迁移而产生。

由阿伦尼乌斯方程对图 6-6 中各数据点拟合得到的参数列于表 6-3。

表 6-3   阿伦尼乌斯方程各参数拟合结果

离子液体凝胶聚合物电解质编号	指前因子 σ_0/(S/cm)	表观活化能 E_a/(kJ/mol)
ILGPE-1	0.231	14.85
ILGPE-2	0.217	14.20
ILGPE-3	1.639	17.18

由表 6-3 中数据可以看到：$E_{a\text{-ILGPE-3}} > E_{a\text{-ILGPE-1}} > E_{a\text{-ILGPE-2}}$。ILGPE-2 的活化能最小，说明锂离子迁移相对自由；而 ILGPE-1、ILGPE-3 的表观活化能较大，说明离子液体凝胶聚合物电解质表面的微孔结构较少，增加了离子传输的阻力，锂离子的迁移相对困难。

6.2.4.2 电化学稳定窗口

如图 6-7 所示是离子液体凝胶聚合物电解质的线性伏安扫描曲线，可用来表征 P(VdF-HFP)-EMITFSI-LiTFSI 离子液体凝胶聚合物电解质的电化学稳定窗口。

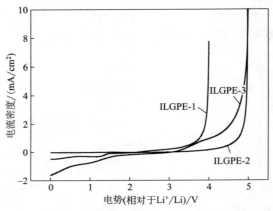

图 6-7 离子液体凝胶聚合物电解质的线性伏安扫描伏安曲线

由图 6-7 可知，ILGPE-1 的阳极稳定电压上限为 3.9V。当加入离子液体后，ILGPE-2 的阳极稳定电压上限正移至 4.7V，但在 1.2V 附近出现了阴极还原电流，这可能与 EMI$^+$ 的分解有关。当离子液体的含量进一步增加时，ILGPE-3 的阳极稳定电压上限下降至 3.7V，且 1.2V 附近的阴极还原电流有所增大，说明 ILGPE-3 的电化学稳定性有所下降。离子液体凝胶聚合物电解质的 LSV 曲线测试表明，ILGPE 可以与常见锂离子电池正极材料（如 LiFePO$_4$）、负极材料（如 Li$_4$Ti$_5$O$_{12}$）匹配组装半电池。

6.2.4.3 锂离子迁移数

如图 6-8 所示为离子液体凝胶聚合物电解质的电化学阻抗谱和计时电流曲线。

由图 6-8(b) 可见，加上极化电位后出现初始极大电流 I_0，随后电流迅速减小，并在一定时间后达到一个稳定值 I_s；由图 6-8(a) 可见，极化前后的交流阻抗谱在中高频区均显示为一个圆弧，低频区显示为一条斜线。其中高频区

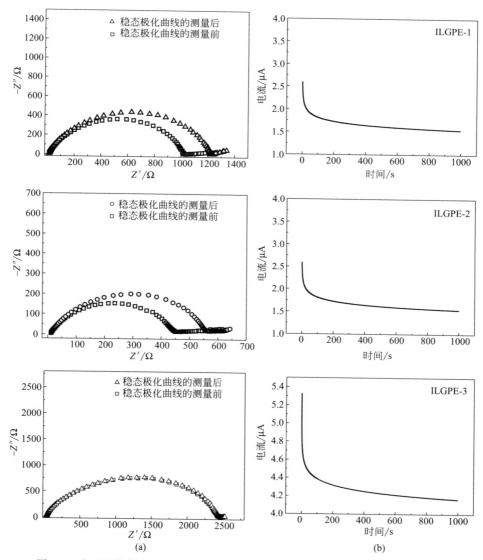

图 6-8　离子液体凝胶聚合物电解质的电化学阻抗谱（a）和计时电流曲线（b）

圆弧起点与横轴交点为极化前后电池的本体电阻 R_0^b、R_s^b，中频区圆弧与低频区斜线的交点为极化前后电池本体电阻与电极反应电阻的总和 R_0^{film}、R_s^{film}。锂对称电池（Li/ILGPE/Li）的交流阻抗谱可用图 3-9 所示的等效电路图模拟。

　　从交流阻抗谱中读出 R_0 和 R_{ss} 的值，其中，$R_0 = R_0^{film} - R_0^b$；$R_{ss} = R_s^{film} - R_s^b$。根据式（2-3）计算出离子液体凝胶聚合物电解质的锂离子迁移数，

数据列于表 6-4。

表 6-4 离子液体凝胶聚合物电解质的锂离子迁移数

电解质	R_b/Ω	R_0+R_b/Ω	R_b'/Ω	$R_b'+R_s/\Omega$	$I_0/\mu A$	$I_s/\mu A$	T_{Li^+}	$\sigma_{Li^+}/(\times 10^{-3}S/cm)$
ILGPE-1	12.6	1020	12.5	1205	9.6499	8.06279	0.72	0.241
ILGPE-2	35.1	2020	36.2	2650	5.32784	4.16314	0.67	1.121
ILGPE-3	11.1	446	12.1	516	2.5989	1.5386	0.56	2.390

由表 6-4 中的数据可知，ILGPE-1 的锂离子迁移数为 0.72，加入离子液体后 ILGPE-2、ILGPE-3 的锂离子迁移数分别减小到 0.67、0.56。结果表明，离子液体凝胶聚合物电解质的锂离子迁移数随着离子液体含量的增加而降低，这和第 5 章的研究结果一致。锂离子电导率由公式：$\sigma_{Li^+}=t_{Li^+}\sigma$ 计算得来，由表 6-4 数据可知，ILGPE-1 的 σ_{Li^+} 数值仅为 $0.241\times 10^{-3}S/cm$，这表明大多数的 Li^+ 被聚合物矩阵束缚，仅少部分 Li^+ 参与电化学反应。加入离子液体后，ILGPE-2 和 ILGPE-3 的 σ_{Li^+} 数值分别增大为 $1.121\times 10^{-3}S/cm$、$2.390\times 10^{-3}S/cm$，表明在 EMITFSI 存在的条件下，更多的 Li^+ 参与了电化学反应。

6.2.4.4 电解质/锂电极界面性质

通过测试"Li/ILGPE/Li"的电化学阻抗谱来考察离子液体凝胶聚合物电解质/锂电极的界面稳定性。测试频率范围为 $10^{-2}\sim 10^5 Hz$，振幅为 5mV，结果如图 6-9 所示。

由图 6-9 可见，在放置的前 3d，ILGPE-1/Li 的界面阻抗不断增大，放置 4d 后界面阻抗达到稳定值（约 2.5Ω）。ILGPE-2/Li 的界面阻抗在放置的前 6d 不断增大，放置 7d 后界面阻抗达到稳定值（约 2.2Ω）。与 ILGPE-1、ILGPE-2 不同，ILGPE-3/Li 的界面阻抗随着放置时间的延长一直在增大，至放置的第

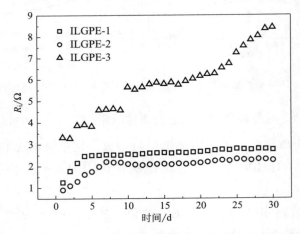

图 6-9 Li/ILGPE/Li 对称电池开路电压下的界面阻抗（室温）

30d 界面阻抗达到 8.5Ω 左右。对比 ILGPE-1/Li 与 ILGPE-2/Li 的界面阻抗可知，离子液体的加入一定程度上破坏了电解质/金属锂界面的稳定性，但适量的离子液体可均匀分布于聚合物基体的骨架结构中，仅微量离子液体与金属锂接触，并发生反应，导致 ILGPE-2/Li 的界面阻抗暂时的不稳定，随着这部分微量离子液体的不断消耗，电解质/金属锂界面阻抗逐渐趋于稳定。对于 IL-GPE-3，由于其中存在大量的离子液体，除了均匀分布于聚合物基体的骨架结构中的离子液体外，相对较多的离子液体与金属锂接触并发生反应，导致电解质/金属锂界面的稳定性被破坏，故 ILGPE-3/Li 的界面阻抗随着放置时间的延长一直在增大。

6.3 EMITFSI-P(VdF-HFP)型 ILGPE 在 Li/LiFePO$_4$ 中的应用

综合分析离子液体凝胶聚合物电解质的电化学性能参数，ILGPE-2 的各项性能最优，根据本章对 ILGPE 电化学稳定窗口的测试分析，分别选取 LiFePO$_4$ 与 Li$_4$Ti$_5$O$_{12}$ 作为正、负极材料，组装 "Li/ILGPE-2/LiFePO$_4$" "Li/ILGPE-2/Li$_4$Ti$_5$O$_{12}$" 半电池，并考察半电池的性能。为了研究离子液体对半电池性能的影响，同时考察以 ILGPE-1 为电解质的 "Li/LiFePO$_4$" "Li/Li$_4$Ti$_5$O$_{12}$" 半电池的性能。

6.3.1 循环伏安行为

如图 6-10 所示为 "Li/ILGPE-1/LiFePO$_4$" 和 "Li/ILGPE-2/LiFePO$_4$"

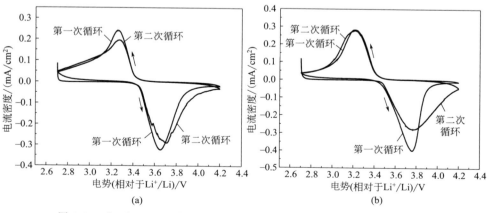

图 6-10 "Li/ILGPE-1/LiFePO$_4$"（a）和 "Li/ILGPE-2/LiFePO$_4$"（b）

半电池的循环伏安曲线

半电池的循环伏安曲线。扫描速度为 0.5mV/s，电压范围为 2.5～4.5V。

由图 6-10(a) 可知，锂离子在橄榄石结构的 LiFePO$_4$ 中的首次脱/嵌电压分别出现在 3.67V 和 3.25V 附近，这与该材料在常用的有机电解液中的脱/嵌锂电位相一致。在第 2 次循环中，锂离子脱出电压没有变化，而嵌入电压略正移至 3.71V 附近。如图 6-10(b) 所示，"Li/ILGPE-2/LiFePO$_4$" 半电池中，锂离子的首次脱/嵌电压分别出现在 3.77V 和 3.21V 附近，随着扫描循环次数的增加，氧化还原电位峰的位置无明显变化，说明 LiFePO$_4$ 在 ILGPE-2 电解质体系下脱/嵌可逆性优于 ILGPE-1 电解质体系，即离子液体的存在改善了 "Li/LiFePO$_4$" 半电池的循环可逆性。

6.3.2　循环充放电性能

如图 6-11 所示为 "Li/ILGPE-1/LiFePO$_4$" 和 "Li/ILGPE-2/LiFePO$_4$" 半电池的首次充放电曲线，半电池的充放电截止电压为 2.7～4.2V，充放电倍率为 0.1C。

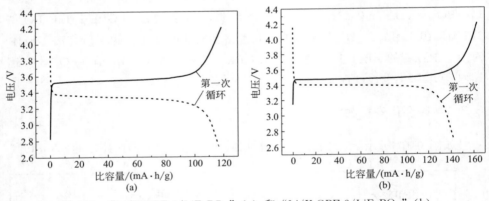

图 6-11　"Li/ILGPE-1/LiFePO$_4$"（a）和 "Li/ILGPE-2/LiFePO$_4$"（b）
半电池的首次充放电曲线

由图 6-11(a) 可知，"Li/ILGPE-1/LiFePO$_4$" 半电池的首次充电平台大约为 3.55V，放电平台大约为 3.33V，这与循环伏安曲线中的脱/嵌锂电位接近。首次充电容量为 118.8mA·h/g，首次放电容量为 117.2mA·h/g，库仑效率为 98.7%。如图 6-11(b) 所示，"Li/ILGPE-2/LiFePO$_4$" 半电池的首次充电平台大约为 3.48V，放电平台大约为 3.39V，首次充电容量为 162.7mA·h/g，首次放电容量为 141.7mA·h/g，库仑效率仅为 87.1%，相对较低的首次库仑效率可能与首次充放电循环过程在电极表面形成表面膜有关。

考察了"Li/ILGPE-1/LiFePO$_4$"和"Li/ILGPE-2/LiFePO$_4$"半电池的充放电循环性能，半电池的充放电截止电压为 2.7～4.2V，充放电倍率为 0.1C，结果见图 6-12。

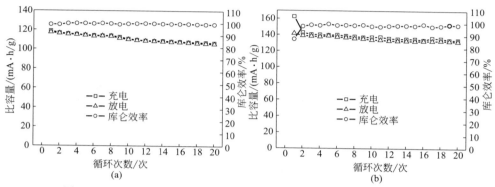

图 6-12 "Li/ILGPE-1/LiFePO$_4$"（a）和"Li/ILGPE-2/LiFePO$_4$"（b）
半电池的循环性能曲线

如图 6-12(a) 所示，"Li/ILGPE-1/LiFePO$_4$"半电池的首次充放电比容量分别为 118.8mA·h/g、117.2mA·h/g，"Li/ILGPE-1/LiFePO$_4$"半电池的比容量随着循环的进行逐渐下降，循环 20 次后，半电池的充放电容量分别下降至 106.8mA·h/g、105.7mA·h/g，容量保持率为 89%。由图 6-12(b) 可见，"Li/ILGPE-2/LiFePO$_4$"半电池的首次充放电比容量分别为 162.7mA·h/g、141.7mA·h/g，随着循环的进行，"Li/ILGPE-2/LiFePO$_4$"半电池的比容量逐渐下降，循环 20 次后，半电池的充放电容量分别下降至 134.1mA·h/g、132.1mA·h/g，容量保持率为 93%，半电池表现出优良的循环性能。这说明离子液体提高了"Li/LiFePO$_4$"半电池的比容量和循环稳定性。

6.3.3 阻抗研究

如图 6-13 所示为"Li/ILGPE-1/LiFePO$_4$"和"Li/ILGPE-2/LiFePO$_4$"半电池不同循环次数后的 EIS 谱。

由图 6-13 可知，"Li/ILGPE-1/LiFePO$_4$"半电池的界面阻抗在 20 次循环中不断增大。而"Li/ILGPE-2/LiFePO$_4$"半电池的电极界面阻抗在前 10 次循环中不断变化，说明在电解质/电极界面上不断发生化学反应，界面状态不断改变，这对应着电极表面表面膜的生成过程。10 次循环后，"Li/ILGPE-2/LiFePO$_4$"半电池界面阻抗渐渐趋于稳定，电极表面表面膜的生成和分解已经达到动态平衡，处于一种相对稳定状态。对比图 6-13(a) 和 6-13(b) 测试结果可知，离子液体促进了 $LiFePO_4$/ILGPE 界面表面膜的生成。

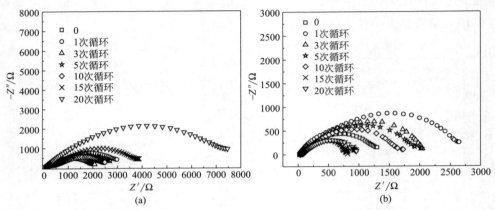

图 6-13 "Li/ILGPE-1/LiFePO$_4$"（a）和 "Li/ILGPE-2/LiFePO$_4$"（b）

半电池不同循环次数后的 EIS 谱

6.4 EMITFSI-P（VdF-HFP）型 ILGPE 在 Li/Li$_4$Ti$_5$O$_{12}$ 中的应用

6.4.1 循环伏安行为

如图 6-14 所示为半电池 "Li/ILGPE-1/Li$_4$Ti$_5$O$_{12}$" 和 "Li/ILGPE-2/Li$_4$Ti$_5$O$_{12}$" 半电池的循环伏安曲线。扫描速度为 0.5mV/s，电压范围为 1.0~3.0V。

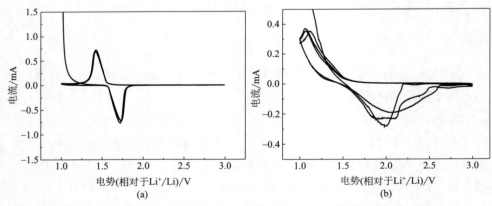

图 6-14 "Li/ILGPE-1/Li$_4$Ti$_5$O$_{12}$"（a）和 "Li/ILGPE-2/Li$_4$Ti$_5$O$_{12}$"（b）

半电池的循环伏安曲线

由图 6-14(a) 可知，锂离子在 $Li_4Ti_5O_{12}$ 中的首次脱/嵌电压分别出现在 1.42V 和 1.72V 附近，且随着扫描循环次数的增加，氧化还原电位峰的位置无明显的变化，说明 $Li_4Ti_5O_{12}$ 在 ILGPE-1 电解质体系下具有较好的脱/嵌可逆性。如图 6-14(b) 所示，锂离子在 $Li_4Ti_5O_{12}$ 中的首次脱出电压为 1.12V，而在 1.87V 和 2.11V 附近表现出两个锂离子嵌入电位。随着扫描次数的增加，锂离子在 $Li_4Ti_5O_{12}$ 中的脱/嵌电压分别移至 1.07V 和 1.98V 附近。对于"Li/$Li_4Ti_5O_{12}$"半电池，离子液体的存在一定程度上破坏了循环的可逆性。

6.4.2 循环充放电性能

如图 6-15 所示为"Li/ILGPE-1/$Li_4Ti_5O_{12}$"和"Li/ILGPE-2/$Li_4Ti_5O_{12}$"半电池的首次充放电曲线，半电池的充放电截止电压为 1.0~3.0V，充放电倍率为 0.1C。

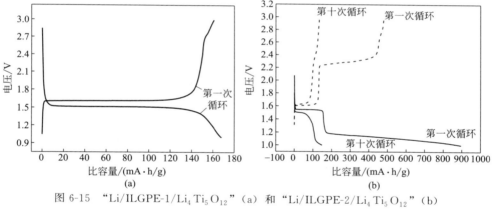

图 6-15 "Li/ILGPE-1/$Li_4Ti_5O_{12}$"（a）和"Li/ILGPE-2/$Li_4Ti_5O_{12}$"（b）
半电池的首次充放电曲线

从图 6-15(a) 可知，"Li/ILGPE-1/$Li_4Ti_5O_{12}$"半电池的首次充电平台大约为 1.60V，放电平台大约为 1.51V。首次放电比容量为 168.1mA·h/g，首次充电比容量为 160.9mA·h/g，库仑效率为 95.7%。如图 6-15(b) 所示，"Li/ILGPE-2/$Li_4Ti_5O_{12}$"半电池除了在 1.62V 和 1.56V 电压附近出现了首次充放电平台外，在 2.28V 和 1.16V 附近也出现充放电电压平台，其中第一个平台较为明显。随着循环次数的增加，2.28V 和 1.16V 附近的充放电平台明显变短，而 1.62V 和 1.56V 附近的电压平台变化不大。"Li/ILGPE-2/$Li_4Ti_5O_{12}$"半电池首次充放电比容量分别高达 477.9mA·h/g、895.5mA·h/g，但第 10 次循环的充放电比容量则下降为 212.4mA·h/g、250.9mA·h/g。对比图 6-15(a) 和（b）可见，加入离子液体后，"Li/$Li_4Ti_5O_{12}$"半电池表现出两个充放电平台，该现象在离子液体为 EMIPF$_6$、锂盐为 LiPF$_6$ 的离子液体凝胶聚合物为电解质的"Li/Li$_4$Ti$_5$O$_{12}$"半电池中并未发生，分析离子液体与锂盐的阴离子（TFSI$^-$）结构可在一定程度上对上述两个电压平台做出解释，TFSI$^-$ 阴离子中酰胺 N 与一个强吸电子基团相连，与 N 相连的两个 S 分别同电负性较大的两个 O 和吸电子的全氟烷基相连，整个阴离子为一个电子离域较大、大 π 共轭很强的基团，使得 N 上的电荷得以分散，在与 Li$^+$ 结合时的结合力较低，Li$^+$ 易离去。所以在离子液体存在的条件下，LiTFSI 可能离解出 Li$^+$，提供部分比容量。

测试了"Li/ILGPE-1/LiFePO$_4$"和"Li/ILGPE-2/LiFePO$_4$"半电池的循环充放电性能曲线，半电池的充放电截止电压为 1.0～3.0V，充放电倍率为 0.1C，结果见图 6-16。

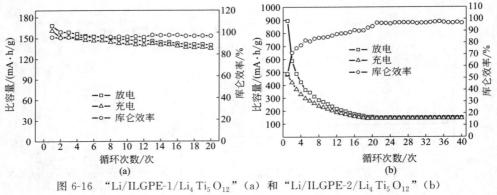

图 6-16 "Li/ILGPE-1/Li$_4$Ti$_5$O$_{12}$"（a）和"Li/ILGPE-2/Li$_4$Ti$_5$O$_{12}$"（b）

半电池的循环充放电性能曲线

如图 6-16(a) 所示，"Li/ILGPE-1/Li$_4$Ti$_5$O$_{12}$"半电池的首次充放电比容量分别为 160.9mA·h/g、168.1mA·h/g，库仑效率为 95.7%。随着循环的进行，半电池的比容量逐渐减少，循环 20 次后，半电池的充放电容量仍保持在 135.2mA·h/g、139.8mA·h/g，容量保持率为 84%。由图 6-16(b) 可知，"Li/ILGPE-2/Li$_4$Ti$_5$O$_{12}$"半电池的首次充放电比容量分别为 477.9mA·h/g、895.5mA·h/g，库仑效率仅为 53.4%。在前 10 次循环过程中，"Li/ILGPE-2/Li$_4$Ti$_5$O$_{12}$"半电池的充放电比容量分别急剧下降至 212.4mA·h/g、250.9mA·h/g。循环 20 次后，半电池的充放电比容量分别下降为 144.4mA·h/g、154.0mA·h/g，库仑效率为 93.8%。在接下来的 20 次循环中，"Li/ILGPE-2/Li$_4$Ti$_5$O$_{12}$"半电池表现出优良的循环稳定性，第 21 次循环的充放电比容量为 148.5mA·h/g、144.4mA·h/g，第 40 次的充放电比容量为 147.1mA・h/g、142.1mA・h/g，第 20~40 次循环的容量保持率为 98.4%。离子液体的存在增大了"Li/Li$_4$Ti$_5$O$_{12}$"半电池的比容量，但降低了循环的可逆性。

6.4.3 阻抗研究

如图 6-17 所示为"Li/ILGPE-1/Li$_4$Ti$_5$O$_{12}$"和"Li/ILGPE-2/Li$_4$Ti$_5$O$_{12}$"半电池不同循环次数后的 EIS 谱。

由图 6-17 可知，"Li/ILGPE-2/Li$_4$Ti$_5$O$_{12}$"半电池的电极界面阻抗在前几次循环中不断变化，这说明在电解质/电极界面上不断发生化学反应，界面状态不断改变，这其实对应了电极表面表面膜的生成过程。经过约 10 次充放电循环后，"Li/ILGPE-2/Li$_4$Ti$_5$O$_{12}$"半电池界面阻抗渐渐趋于稳定，电极表面表面膜生成和分解已经达到动态平衡，处于一种相对稳定状态。其中，低频区的斜线对应着离子的扩散。"Li/ILGPE-1/Li$_4$Ti$_5$O$_{12}$"半电池的界面阻抗在 20 次循环中始终处于变化中，且低频区对应着离子扩散的直线部分几乎不存在。结合图 6-16 的测试结果可知，离子液体的存在促进了大量的 Li$^+$ 从负极中脱出，并且使 Li/Li$_4$Ti$_5$O$_{12}$ 电池经过约 10 次的循环后，在 Li$_4$Ti$_5$O$_{12}$ 电极/ILGPE 电解质界面生成了相对稳定的表面膜。

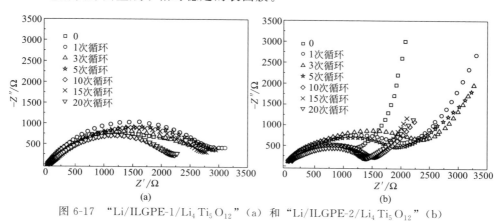

图 6-17　"Li/ILGPE-1/Li$_4$Ti$_5$O$_{12}$"（a）和"Li/ILGPE-2/Li$_4$Ti$_5$O$_{12}$"（b）
半电池不同循环次数后的 EIS 谱

6.5　3 种离子液体基电解质性能的综合对比

甲基咪唑阳离子类离子液体室温电导率较高、价格相对低廉，是目前被研究最为广泛的离子液体之一。本书研究了阳离子为 1-甲基-3-乙基-咪唑

（EMI$^+$）的离子液体在锂离子电池电解质中的应用，其中包括 1 种离子液体液态电解液（EMITFSI＋0.8mol/L LiTFSI）和 2 种离子液体凝胶聚合物电解质 [P(VdF-HFP)-EMIPF$_6$-LiPF$_6$-EC-PC 与 P(VdF-HFP)-EMITFSI-LiTFSI]，根据已取得的研究结果，对上述 3 种离子液体电解质的性能加以综合评述。

上述 3 种离子液体电解质的电化学性能的综合对比情况如下。

① 室温离子电导率均达到 10^{-3}S/cm 数量级，满足锂离子电池的实用性要求。离子液体电解液（EMITFSI＋0.8mol/L LiTFSI）的室温离子电导率最高，为 $5.6×10^{-3}$S/cm。离子液体凝胶聚合物电解质的室温离子电导率虽然略低于离子液体电解液，P(VdF-HFP)-EMIPF$_6$-LiPF$_6$-EC-PC 与 P(VdF-HFP)-EMITFSI-LiTFSI 室温离子电导率分别为 $1.650×10^{-3}$S/cm、$1.673×10^{-3}$S/cm，但与文献报道的其他离子液体凝胶聚合物电解质的室温电导率相比仍具优势。

② 离子液体采用 EMITFSI 的电解质具有较高的氧化极限电位，离子液体电解液（EMITFSI＋0.8mol/L LiTFSI）与 P(VdF-HFP)-EMITFSI-LiTFSI 离子液体凝胶聚合物电解质的氧化极限电位均为 4.70V（Li$^+$/Li），采用 EMIPF$_6$ 的离子液体凝胶聚合物电解质 [P(VdF-HFP)-EMIPF$_6$-LiPF$_6$-EC-PC] 的氧化极限电位略低（为 4.3V，Li$^+$/Li），上述 3 种含离子液体的电解质均可与正极材料 LiFePO$_4$ 搭配使用。EMITFSI＋0.8mol/L LiTFSI 离子液体电解液与 P(VdF-HFP)-EMITFSI-LiTFSI 离子液体凝胶聚合物电解质均不含添加剂，它们的还原极限电位分别为 0.88V、1.20V；含有添加剂 EC-PC 的离子液体凝胶聚合物电解质 [P(VdF-HFP)-EMIPF$_6$-LiPF$_6$-EC-PC] 的还原极限电位负移至 0.50V，虽然石墨（MAGD）负极仍无法在电极表面进行有效的嵌/脱锂循环，但上述 3 种含离子液体的电解质均可与工作电压平台较高的负极材料 Li$_4$Ti$_5$O$_{12}$ 搭配使用。

③ 离子液体电解液（EMITFSI＋0.8mol/L LiTFSI）的锂离子迁移数最大，为 0.79；离子液体凝胶聚合物电解质 P(VdF-HFP)-EMIPF$_6$-LiPF$_6$-EC-PC 与 P(VdF-HFP)-EMITFSI-LiTFSI 的锂离子迁移数分别为 0.63、0.67。

综合分析本书研究的 3 种电解质的电化学性能可知，离子液体电解液由于以液体形式存在，所以在离子电导率、锂离子迁移数性能方面具有优势。含有添加剂 EC-PC 的离子液体凝胶聚合物电解质 [P(VdF-HFP)-EMIPF$_6$-LiPF$_6$-EC-PC] 的电化学稳定窗口最宽，在 0.50～4.70V 电压范围内稳定存在。

上述 3 种离子液体电解质的安全性的综合对比情况如下。

① 由于 EMITFSI 与 LiTFSI 无蒸气压、不燃烧，因此离子液体电解液

（EMITFSI+0.8mol/L LiTFSI）无可燃性，但由于其以液体形式存在，漏液危险仍无法避免。

② 将离子液体制备成凝胶聚合物电解质后消除了漏液危险，进一步提高了锂离子电池的安全性。P(VdF-HFP)-EMITFSI-LiTFSI 离子液体凝胶聚合物电解质无可燃性、不漏液，是本书研究的 3 种离子液体电解质中安全性最高的电解质材料。P(VdF-HFP)-EMIPF$_6$-LiPF$_6$-EC-PC 离子液体凝胶聚合物电解质中由于 EC-PC 的存在，因此具有可燃性，但燃烧持续时间明显短于商用有机电解液，在提高锂离子电池安全性方面同样具有一定优势。

上述 3 种离子液体电解质在锂离子电池中的实用性方面的对比情况如下。

① 3 种离子液体型电解质均与锂离子电池正极材料 LiFePO$_4$、负极材料 Li$_4$Ti$_5$O$_{12}$ 相容性良好。以离子液体电解液（EMITFSI+0.8mol/L LiTFSI）为电解质的"Li/LiFePO$_4$""Li/Li$_4$Ti$_5$O$_{12}$"半电池的循环性能均最优：20 次循环后，前者的放电比容量为 147.2mA·h/g，后者的充电比容量为 158.9mA·h/g。

② 比较 2 种离子液体凝胶聚合物电解质的实用性发现，以 P(VdF-HFP)-EMITFSI-LiTFSI 为电解质时，"Li/LiFePO$_4$""Li/Li$_4$Ti$_5$O$_{12}$"半电池的循环性能较好。循环 20 次后，"Li/P(VdF-HFP)-EMITFSI-LiTFSI/LiFePO$_4$"半电池的充放电容量分别为 134.1mA·h/g、132.1mA·h/g；"Li/P(VdF-HFP)-EMITF-SI-LiTFSI/Li$_4$Ti$_5$O$_{12}$"半电池的充放电比容量分别为 144.4mA·h/g、154.0mA·h/g。LiFePO$_4$、Li/Li$_4$Ti$_5$O$_{12}$ 在 P(VdF-HFP)-EMITFSI-LiTFSI 离子液体凝胶聚合物电解质中表现出优良的循环可逆性与循环稳定性，可与商用有机电解液媲美。

综合分析本文研究的 3 种离子液体电解质的安全性与实用性可知，P(VdF-HFP)-EMITFSI-LiTFSI 离子液体凝胶聚合物电解质无可燃性，可从根本上消除锂离子电池的安全隐患，并且其与正极材料 LiFePO$_4$、负极材料 Li$_4$Ti$_5$O$_{12}$ 相容性均良好，展示了良好的实用前景。

6.6 本章小结

采用溶液浇注法，制备了由聚合物基体 P(VdF-HFP)、离子液体 EMITFSI 和锂盐 LiTFSI 组成的离子液体凝胶聚合物电解质膜（ILGPE）。采用 SEM、DSC、燃烧实验以及 XRD 等测试方法对上述电解质膜的表面形貌、热稳定性以及结构进行了表征；采用 EIS、LSV、CA 等测试手段对离子液体凝胶聚合物电解质膜的电化学性能进行了表征；考察了正极材料 $LiFePO_4$、负极材料 $Li_4Ti_5O_{12}$ 在上述离子液体凝胶聚合物电解质中的循环性能，并研究了 "Li/$LiFePO_4$" "Li/$Li_4Ti_5O_{12}$" 电池的界面性质，得出如下结论。

① 制得的离子液体凝胶聚合物电解质为弹性、透明的自撑膜，膜的表面均匀分布着许多微米级的微孔，其中组成为 33.3% P(VdF-HFP)、33.3% EMITFSI、33.3% LiTFSI 的电解质膜电化学性能最优，室温离子电导率为 1.673×10^{-3} S/cm，且导电行为符合阿伦尼乌斯方程，电位稳定区间为 1.2～4.7V(Li^+/Li)，锂离子迁移数为 0.67，金属锂/电解质界面稳定性较好。

② 离子液体可以改善 "Li/$LiFePO_4$" 半电池的循环稳定性，以电化学性能最优的离子液体凝胶聚合物电解质膜为电解质，室温 0.1C 倍率下，$LiFePO_4$ 的首次充放电容量分别为 162.7mA·h/g、141.7mA·h/g，20 次循环的容量保持率为 93%。而以不含离子液体的电解质膜为电解质时，"Li/$LiFePO_4$" 半电池 20 次循环的容量保持率为 89%。

③ 以上述同样的离子液体凝胶聚合物电解质膜为电解质，"Li/$Li_4Ti_5O_{12}$" 半电池除了在 1.62V 和 1.56V 电压附近出现了首次充放电平台外，在 2.28V 和 1.16V 附近也出现充放电电压平台。首次充放电比容量分别为 477.9mA·h/g、895.5mA·h/g，随着循环的进行，比容量大幅度衰减，10 次循环后比容量达到稳定值。在接下来的 20 次循环中，"Li/$Li_4Ti_5O_{12}$" 半电池表现出优良的循环稳定性，20 次循环的容量保持率为 98.4%。

④ 离子液体可以促进 $LiFePO_4$/电解质膜界面表面膜的生成，在 "Li/$Li_4Ti_5O_{12}$" 半电池中，在离子液体 EMITFSI 存在的条件下，LiTFSI 可离解出 Li^+，使 $Li_4Ti_5O_{12}$ 表现出较高的比容量。

第7章
阳极溶出伏安法检测药物中铅和镉

7.1 修饰材料的表征

如图 7-1 所示是 Bi_2O_3@石墨烯的氮气吸脱附曲线，其具有明显的吸附曲线和脱附曲线滞后环，Bi_2O_3@石墨烯的比表面积高达 $112m^2/g$，较大的比表面积可以增加电化学反应活性位点。

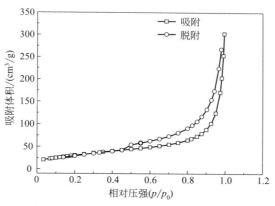

图 7-1 Bi_2O_3@石墨烯的氮气吸脱附曲线

如图 7-2 所示是 Bi_2O_3@石墨烯的 SEM 照片。从图 7-2 可以看出，Bi_2O_3 纳米颗粒被石墨烯紧密地包裹起来。此外，石墨烯纳米片把 Bi_2O_3 纳米颗粒连接在一起，这些包裹和连接 Bi_2O_3 纳米颗粒的石墨烯纳米片构筑了通畅的电子传输网络，利于电子的传导。

如图 7-3 所示是 Bi_2O_3@石墨烯的 XRD 谱图。Bi_2O_3@石墨烯的所有衍射峰都归属于四方晶型的 β-Bi_2O_3（JCPDS. No. 78-1793）的特征衍射峰，没有其他杂质相的衍射峰。

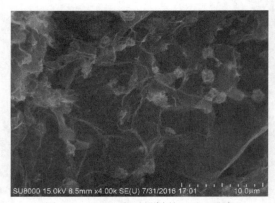

图 7-2 Bi_2O_3@石墨烯的 SEM 照片

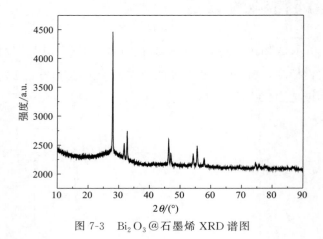

图 7-3 Bi_2O_3@石墨烯 XRD 谱图

7.2 测试条件优化

7.2.1 pH 值对 Pb^{2+} 和 Cd^{2+} 溶出峰电流的影响

固定铅和镉的浓度分别为 $40\mu g/L$ 及 $70\mu g/L$，设置富集电位为 $-1.2V$、富集时间为 $120s$，研究了 Pb^{2+} 和 Cd^{2+} 在不同 pH 值 HAc-NaAc 缓冲溶液中的溶出行为，结果如图 7-4 所示。HAc-NaAc 缓冲溶液 pH 值从 $2.0\sim4.5$ 变化时，Pb^{2+} 和 Cd^{2+} 的溶出峰电流随着 pH 值的升高而增大，并且溶出峰电位向负方向移动，这与 pH 值较低时，高浓度的 H^+ 被还原有关[168]。当 pH 值从 $4.5\sim6.0$ 变化时，峰电流显著减小，这归因于电极的羟基化[169]。因此选择 pH 值为 4.5 的 HAc-NaAc 缓冲溶液为底液。

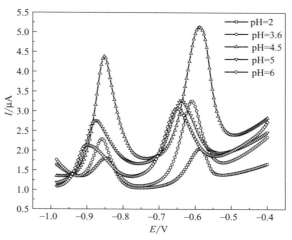

图 7-4 pH 值对 Pb^{2+} 和 Cd^{2+} 溶出峰电流的影响

7.2.2 富集电位对 Pb^{2+} 和 Cd^{2+} 溶出峰电流的影响

固定铅和镉的浓度分别为 $40\mu g/L$ 及 $70\mu g/L$，电沉积时间为 120s 固定不变的条件下改变富集电位，考察 Pb^{2+} 和 Cd^{2+} 溶出峰电流随富集电位变化的规律，测试结果见图 7-5。当富集电位从 $-0.9V$ 降到 $-1.0V$ 时，镉的峰电流值变化不大，铅的峰电流值增大较明显；当富集电位从 $-1.0V$ 降到 $-1.2V$ 时，铅和镉的峰电流值均显著增大；当富集电位为 $-1.3V$ 时，铅和镉的峰电流值

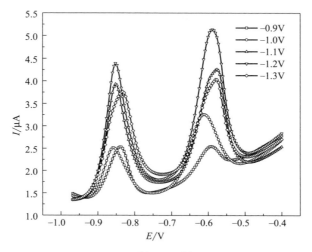

图 7-5 富集电位对 Pb^{2+} 和 Cd^{2+} 溶出峰电流的影响

均有所下降。因此，选择富集电位为 $-1.2V$。

7.2.3 富集时间对 Pb^{2+} 和 Cd^{2+} 溶出峰电流的影响

固定铅和镉的浓度分别为 $40\mu g/L$ 和 $70\mu g/L$，设置富集电位为 $-1.2V$，考察搅拌条件下 Pb^{2+} 和 Cd^{2+} 溶出峰电流随富集时间 $60\sim500s$ 变化的规律，结果见图 7-6。随着富集时间的延长，铅和镉的溶出峰电流值逐渐增大，且在富集时间 300s 后，铅和镉的峰电流值增大的幅度有所减少，分析原因是由于三氧化二铋膜中沉积的重金属增加了复合膜的厚度，影响了电子的传输[170]。综合考虑选择富集时间为 120s。

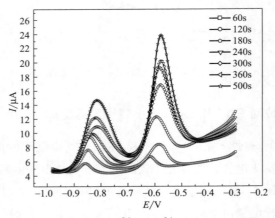

图 7-6 富集时间对 Pb^{2+} 和 Cd^{2+} 溶出峰电流的影响

7.3 线性范围、检出限和重现性

在最佳实验条件下（底液为 pH 值 4.5 的 HAc-NaAc 缓冲溶液，富集电位为 $-1.2V$，富集时间为 120s），采用方波溶出伏安法测定不同质量浓度 Pb^{2+} 和 Cd^{2+} 的溶出曲线，如图 7-7 所示。在 $10\sim200\mu g/L$ 和 $25\sim200\mu g/L$ 浓度范围内，Pb^{2+} 和 Cd^{2+} 的溶出峰电流随着浓度的增加而线性增加。Pb^{2+} 线性回归方程为 $I=0.07115c-0.05223(n=18)$，相关系数 $R=0.9970$；Cd^{2+} 线性回归方程为 $I=0.05815c-1.38222(n=15)$，相关系数 $R=0.9955$。Pb^{2+} 和 Cd^{2+} 的检出限分别为 $0.002\mu g/L$ 和 $0.025\mu g/L$。

使用同一 Bi_2O_3@石墨烯修饰电极对 $40\mu g/L$ Pb^{2+}、$70\mu g/L$ Cd^{2+} 平行测定 10 次，结果见表 7-1，峰电流的相对标准偏差分别为 4.3% 和 4.7%，表明该电极重现性良好。

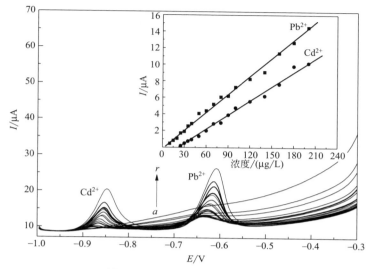

图 7-7　不同浓度 Pb^{2+} 和 Cd^{2+} 阳极溶出伏安图（插图：不同浓度 Pb^{2+}
和 Cd^{2+} 的溶出峰电流与浓度的线性关系）（$S/N=3$）

表 7-1　Pb^{2+} 和 Cd^{2+} 阳极溶出峰电流的重现性测定结果

序号	Pb^{2+} 溶出峰电流/μA	Cd^{2+} 溶出峰电流/μA
1	2.973	2.857
2	2.918	2.647
3	2.764	2.956
4	2.943	2.649
5	2.669	2.664
6	2.951	2.954
7	2.797	2.866
8	2.649	2.771
9	2.812	2.676
10	2.971	2.949
相对标准偏差/%	4.3	4.7

7.4　干扰实验

考察了一定浓度 Fe^{2+}、Cu^{2+}、K^+、Na^+ 对 Pb^{2+} 和 Cd^{2+} 测定的影响，结果见表 7-2。干扰实验结果表明，Cu^{2+} 对 Cd^{2+} 的峰电流值影响较大，原因是 Cd^{2+} 与 Cu^{2+} 在电极表面形成混合层，对电极的性能产生了影响[168]。其他

干扰离子对 Pb^{2+} 和 Cd^{2+} 的测定无明显影响。

表 7-2　干扰性实验结果

干扰物质	浓度/(mg/L)	峰电流变化率/%	
		Pb^{2+}	Cd^{2+}
Fe^{2+}	1.5	−4.02	−5.21
Cu^{2+}	1.5	−5.76	−18.92
K^+	2.0	−2.16	−1.84
Na^+	2.0	−2.21	−2.02

7.5　本章小结

采用溶剂热及自组装制备了 Bi_2O_3@石墨烯材料，通过 BET、SEM 及 XRD 测试对 Bi_2O_3@石墨烯材料进行了表征。并采用 Bi_2O_3@石墨烯材料修饰玻碳电极，通过优化底液 pH 值、富集电位和富集时间，建立了阳极溶出伏安法同时快速测定药物痕量 Pb^{2+} 和 Cd^{2+} 的新方法，得出如下结论。

① Bi_2O_3@石墨烯材料较大的比表面积增加了电化学反应活性位点，通畅的电子传输网络利于电子的传导。

② 测试药物痕量 Pb^{2+} 和 Cd^{2+} 的优化实验条件为：HAc-NaAc 缓冲溶液的 pH 值为 4.5，富集电位为 −1.2V，富集时间为 120s。

③ 在优化实验条件下，分别在 $10 \sim 200 \mu g/L$ 和 $25 \sim 200 \mu g/L$ 浓度范围内，Pb^{2+} 和 Cd^{2+} 的溶出峰电流与 Pb^{2+} 和 Cd^{2+} 的浓度呈线性关系，Pb^{2+} 和 Cd^{2+} 的检出限分别为 $0.002 \mu g/L$ 和 $0.025 \mu g/L$。

④ Bi_2O_3@石墨烯材料修饰玻碳电极测定药物痕量 Pb^{2+} 和 Cd^{2+} 的重现性与专一性良好，具有重要的应用价值。

结　论

　　离子液体具有低蒸气压、无可燃性、绿色环保等优点，在解决锂离子电池安全性问题方面显示出良好的应用前景。本书选择价格低廉、制备简单的咪唑类离子液体作为锂离子电池电解液的主要成分，制备了液态电解质、凝胶聚合物电解质膜两类锂离子电池电解质，从热性能、电化学性能、与锂离子电池常用电极材料相容性三方面考察了离子液体在锂离子电池电解质中应用的可行性，得出以下结论。

　　① 阴离子为 $TFSI^-$ 的锂盐由于其体积较大、结构对称性较高，有利于离子迁移，使得含有该锂盐的离子液体电解液室温离子电导率、锂离子迁移数两项电化学性能参数较优；阴离子相同的离子液体与锂盐搭配制得的二元离子液体电解液，其各项电化学性能参数较优，如 EMITFSI-LiTFSI 二元离子液体电解液的各项电化学性能参数最优，其室温离子电导率为 $5.6 \times 10^{-3} S/cm$；电化学稳定窗口为 4.70V；锂离子迁移数为 0.79。

　　② EMITFSI-LiTFSI 二元离子液体电解液与锂离子电池常用正极材料 $LiFePO_4$、负极材料 $Li_4Ti_5O_{12}$ 相容性均良好，“Li/EMITFSI-LiTFSI”与“Li/EMITFSI-LiTFSI/$Li_4Ti_5O_{12}$”半电池均表现出优良的循环稳定性，EMITFSI-LiTFSI 二元离子液体电解液在锂离子电池中实用性较好：前者的首次放电比容量为 124.7mA·h/g，第 2 次循环放电比容量增大至 144.4mA·h/g，20 次循环后的放电比容量均保持在 145mA·h/g 左右；后者的首次充电比容量为 160.7mA·h/g，20 次循环后的充电比容量为 158.9mA·h/g，容量保持率为 99%。

　　③ EMITFSI-LiTFSI 二元离子液体电解液与锂离子电池常用正极材料 $LiCoO_2$ 的相容性欠佳，在离子液体电解液中加入质量分数 5% 的添加剂 VC 可以改善电荷在 $LiCoO_2$ 电极/电解质界面的传递，促进 $TFSI^-$ 阴离子在

LiCoO$_2$ 电极表面的吸附和 TFSI$^-$ 的氧化分解,并在 LiCoO$_2$ 电极表面生成主要成分为 LiF、Li$_2$CO$_3$、Li$_2$O 的表面膜,从而改善 EMITFSI-LiTFSI 二元离子液体电解液与 LiCoO$_2$ 的相容性;由于离子液体 EMITFSI 的还原电势为 1.5V(Li/Li$^+$),远高于石墨(MAGD)负极的脱锂电势(0.1~0.2V,Li$^+$/Li),因此离子液体阳离子先于石墨负极嵌/脱锂反应发生前被还原分解,使得石墨(MAGD)在该离子液体电解液中无法进行有效的嵌/脱锂循环,导致 EMITFSI-LiTFSI 二元离子液体电解液与石墨负极相容性极差。

④ P(VdF-HFP)-EMIPF$_6$-LiPF$_6$、P(VdF-HFP)-EMITFSI-LiTFSI 两种离子液体凝胶聚合物电解质的导电行为均符合阿伦尼乌斯方程,说明上述两种体系的离子液体凝胶聚合物电解质的电导率主要依靠自由离子的迁移而产生。

⑤ P(VdF-HFP)-EMIPF$_6$-LiPF$_6$-EC-PC 离子液体凝胶聚合物电解质持续燃烧时间明显短于商用有机电解液〔1mol/L LiPF$_6$＋EC/DEC/EMC(1/1/1,体积比)〕,其安全性能优良。添加剂 EC、PC 的存在使得"Li/P(VdF-HFP)-EMIPF$_6$-LiPF$_6$/LiFePO$_4$""Li/P(VdF-HFP)-EMIPF$_6$-LiPF$_6$/Li$_4$Ti$_5$O$_{12}$"半电池随着循环的进行电极表面生成了稳定的表面膜,这是导致半电池首次库仑效率较低的原因所在。但是生成的表面膜降低了离子传输阻力,降低了电荷转移反应的阻力,增加了锂离子脱/嵌反应的活性,从而在一定程度上改善了电池的循环性能。

⑥ P(VdF-HFP)-EMITFSI-LiTFSI 离子液体凝胶聚合物电解质无可燃性,可提高锂离子电池的安全性,从根本上消除了锂离子电池的安全隐患。P(VdF-HFP)-EMITFSI-LiTFSI 离子液体凝胶聚合物电解质与 LiFePO$_4$、Li$_4$Ti$_5$O$_{12}$ 相容性均较好,"Li/P(VdF-HFP)-EMITFSI-LiTFSI/LiFePO$_4$""Li/P(VdF-HFP)-EMITFSI-LiTFSI/Li$_4$Ti$_5$O$_{12}$"半电池在无任何添加剂存在的条件下,都表现出优良的循环性能,该离子液体凝胶聚合物电解质具有实用价值。离子液体 EMITFSI 的存在可以促进 LiFePO$_4$/电解质界面表面膜的生成,并且可以使 LiTFSI 离解出 Li$^+$,使得 Li$_4$Ti$_5$O$_{12}$ 的首次充放电比容量分别高达 477.9mA·h/g、895.5mA·h/g。

⑦ 采用溶剂热及自组装的方法制备了 Bi$_2$O$_3$@石墨烯材料修饰的玻碳电极,采用阳极溶出伏安法同时测定痕量的 Pb^{2+} 和 Cd^{2+}。研究表明,Bi$_2$O$_3$ 膜电极对 Pb^{2+} 和 Cd^{2+} 的溶出具有良好的电化学响应,溶出伏安特性可与目前研究较成熟的铋膜电极相媲美。且由于引入的石墨烯纳米材料拥有大的比表面积,利于溶液中金属离子的富集,实现了 Rashid O. Kdara 等所期望但未实现

的 Pb^{2+} 和 Cd^{2+} 同时检测。Bi_2O_3 膜电极作为新型的电极材料，测试重现性好、灵敏度高、电极表面易更新、无毒环保，有望代替汞膜电极在药物重金属分析领域得到更为广泛的应用，具有很好的应用前景。

展望

随着人们环保意识的不断提高、对离子液体及其性质的认识不断深入，性能更优良的含有离子液体的锂离子电池电解质将逐渐被开发出来。本书研究的 EMITFSI-LiTFSI 二元离子液体电解质，P（VdF-HFP）-EMIPF$_6$-LiPF$_6$-EC-PC、P（VdF-HFP）-EMITFSI-LiTFSI 离子液体凝胶聚合物电解质在解决电池安全性问题方面显示出了良好的应用前景，并已初步解决了聚合物电解质电导率低的问题。虽然取得了一些有价值的结论，但若想将研究成果应用于生产实际，仍有一些问题需要继续深入研究。

① 制备的二元离子液体电解液、离子液体凝胶聚合物电解质与锂离子电池常用石墨类负极相容性问题亟待解决。

② 对于 $Li_4Ti_5O_{12}$ 在 P（VdF-HFP）-EMITFSI-LiTFSI 离子液体凝胶聚合物电解质中表现出较高的首次充放电比容量的原因尚需进一步探讨。

③ Bi_2O_3@石墨烯材料修饰的玻碳电极检测药物痕量重金属铅和镉，材料的结构与重金属测试效果之间的构效关系尚需进一步系统化研究。

相信在不久的将来，离子液体以其独特的魅力将会在电解质领域发挥其重要作用；三氧化二铋石墨烯复合膜电极作为传统汞膜电极的替代者，由于其安全无毒，必将在药物、食品、水体重金属检测方面占据重要位置。

参 考 文 献

[1] 承勇. 铅与人体健康. 微量元素与健康研究, 1999, 16 (3): 76-77.

[2] 刘茂生, 宋继军. 有害元素铅与人体健康. 微量元素与健康研究, 2004, 21 (4): 62-63.

[3] Liu Z P. Lead poisoning combined with cadmium in sheep and horses in the vicinity of non-ferrous metal smelters. Science of the Total Environment, 2003, 309 (1-3): 117-126.

[4] 刘茂生. 有害元素镉与人体健康. 微量元素与健康研究, 2005, 22 (4): 66-67.

[5] 郭玉香, 徐应明, 孙有光等. 试纸法快速检测环境水体中重金属镉. 农业环境科学学报, 2006, 25 (2): 541-544.

[6] Novoselov K S, Geim A K, Morozov S V, Jiang D, Zhang Y, Dubonos S V, Grigorieva I V, Firsov A A. Electric Field Effect in Atomically Thin Carbon Film, Science, 2004, 306: 666-669.

[7] Novoselov K S, Jiang Z, Zhang Y, et al. Room-temperature quantum hall effect in graphene, Science. 2007, 315: 1379-1381.

[8] Qaiumzadeh A, Arbchi N, Asgari R. Quasiparticle properties of graphene in the presence of disorder. Solid Solid Sate Communications, 2008, 147: 172-177.

[9] Novoselov K S, Geim A K, Morozov S V. Two-dimensional gas of massless Dirac fermions ingraphene. Nature, 2005, 438: 197-200.

[10] Kim K S, Zhao X, Jang H, et al. Large-scale pattern growth of graphene films for stretchable transparent electrodes. Nature, 2009, 457: 706-710.

[11] Bonhôte P, Dias A P, Papageorgion N, et al. Hydrophobic, highly conductive ambient-temperature molten salts. Journal of Inorganic Chemistry, 1996, 35 (5): 1168-1178.

[12] Xue H, Shreeve J M. Ionic liquid with fluorine-containing cations. Journal of European Inorganic Chemistry, 2005, 13: 2573-2580.

[13] Xue H, Verma R, Shreeve J M. Review of ionic liquid with fluorine-containing anions. Journal of Fluorine Chemistry, 2006, 127 (2): 159-176.

[14] Davis J H. Task-specific ionic liquid. Chemistry Letter, 2004, 33 (9): 1072-1077.

[15] 李汝雄. 绿色溶剂——离子液体的合成与应用. 北京: 化学工业出版社, 2004: 10.

[16] Marsh K N, Boxall J A, Lichtenthaler R. Room temperature ionic liquid and their mixtures-a review. Fluid Phase Equilibria, 2004, 219 (1): 93-98.

[17] Wilkes J S, Levisky J A, Wilson R A, et al. Dialkylimidazolium chloroaluminate melts: a new class of room-temperature ionic liquid for electrochemistry, spectroscopy, and synthesis. Journal of Inorganic Chemistry, 1982, 21 (3): 1263-1264.

[18] 郑洪河, 刘云伟, 曲群婷. 室温离子液体电解质与锂离子电池正及材料的相容性. 化学通报, 2007, 11: 834-839.

[19] Hurley F, Wier J P. Electrodeposition of metals form fused quaternary ammonium salts, Journal of the Electrochemical Society, 1951, 98: 203-206.

[20] Wilkes J S, Levisky J A, Wilson R A, et al. Dialkylimidazolium chloroaluminate melts: a new

class of room-temperature ionic liquid for electrochemistry，spectroscopy，and synthesis. Journal of the Electrochemical Society，1982，21（3）：1263-1264.

［21］ 邓友全. 离子液体：性质、制备与应用. 北京：中国石化出版社，2006：12.

［22］ Yoshizawa M，Hirao M，Akita K I，et al. Ion conduction in zwitterionic-type molten salts and their polymers. Journal of Material Chemistry，2001，11（4）：1057-1062.

［23］ Ohno H，Yoshizawa M，Ogihara W. A new type of polymer gel electrolyte：zwitterionic liquid/polar polymer mixture. Electrochimca Acta，2003，48（14-16）：2079-2083.

［24］ Yoshizawa M，Ohno H. Anhydrous proton transport system based on zwitterionic liquid and HTF-SI. Chemistry Communication，2004，10（16）：1828-1829.

［25］ 郑洪河. 锂离子电池电解质. 北京：化学工业出版社，2007.

［26］ Yoshizawa M，Ohno H. A new family of zwitterionic liquid arising from a phase transition of ammonium inner salts containing an ether bond. Chemistry Letter，2004，33（12）：1594-1595.

［27］ Narita A，Shibayama W，Ohno H. Structural factors to improve physico-chemical properties of zwitterions as ion conductive matrices. Journal of Material Chemistry，2006，16（15）：1475-1482.

［28］ Ohno H. Functional design of ionic liquid. Bulletn Chemistry Society，2006，79（11）：1665-1680.

［29］ Lall S I，Mancheno D，Castro S，et al. Polycations. Part X. LIPs，a new category of room temperature ionic liquid based on polyammonium salts. Chemistry Communication，2000，24：2413-2414.

［30］ Ito K，Nishina N，Ohno H. Enhanced ion conduction in imidazolium-type molten salts. Electrochimca Acta，2000，45（8）：1295-1298.

［31］ Anderson J L，Ding R，Ellern A，et al. Structure and propertoies of high stability germinal dicationic ionic liquid. Journal of American Chemistry Society，2005，127（2）：593-604.

［32］ Han X，Armstrong D W. Using geminal dicationic ionic liquid as solvents for high-temperature organic reactions. Organic Letter，2005，7（19）：4205-4208.

［33］ Armstrong D W，Anderson J. High stability diionic liquid salts. US Pat 2006/0025598 A1，2006.

［34］ Gao Y，Twamley B，Shreeve J M. The first（ferrocenylmethyl）imidazolium and（ferrocenylmethyl）triazolium room temperature ionic liquid. Inorganic Chemistry，2004，43（11）：3406-3412.

［35］ Omotowa B A，Phillips B S，Zabinski J S，et al. Phosphazene-based ionic liquid：synthesis，temperature-dependent viscosity，and effect as additives in water lubrication of silicon nitride ceramics. Inorganic Chemistry，2004，43（17）：5466-5471.

［36］ Xiao J C，Shreeve J M. Synthesis of 2,2′-biimidazolium-based ionic liquid：use as a new reaction medium and ligand for palladium-catalyzed suzuki cross-coupling reactions. Journal of Organic Chemistry，2005，70（8）：3072-3078.

［37］ Liang H，Li H，Wang Z，et al. New binary room-temperature molten salt electrolyte based on urea and LiTFSI. Journal of Physics Chemistry B，2001，105（41）：9966-9969.

[38] Hu Y，Li H，Huang X，et al. Novel room temperature molten salt electrolyte based on LiTFSI and acetamide for lithium batteries. Electrochemistry Communication，2004，6（1）：28-32.

[39] Bonhôte P，Dias A P，Papageorgion N，et al. Hydrophobic，Highly conductive ambient-temperature molten salts. Inorganic Chemistry，1996，35（5）：1168-1178.

[40] Seddon K R，Carmichael A J，Earle M J. Process for Preparing Ambient Temperature Ionic liquid. US 0080312，2003.

[41] Hirao M，Sugimoto H，Ohno H. Preparation of novel room-temperature molten salts by neutralization of amines. Journal of Electrochemical Society，2000，147（11）：4168-4172.

[42] Garcia B，Serge L，Perron G，et al. Room temperature molten salts as lithium battery electrolyte. Electrochimica Acta，2004，49（26）：4583-4588.

[43] Diaw M，Chagnes A，Carre B，et al. Lemordant. Imidazolium-organic solvent mixtures as electrolytesfor lithium batteries. Journal of Power Sources，2005，146（1-2）：682-684.

[44] Holzapfel M，Jost C，Prodi S A，et al. Stabilisation of lithiated graphite in an electrolyte based on ionic liquid：an electrochemical and scanning electron microscopy study. Carbon，2005，43（7）：1488-1498.

[45] Satoko W，Masahiro Y，Hiromitsu N. Highly ion conductive flexible films composed of network polymers based on polymerizable ionic liquid. Polymer，2004，45（5）：1577-1582.

[46] Susan M A B H，Kaneko T，Noda A，et al. Ion gels prepared by in situ radical polymerization of vinyl monomers in an ionic liquid and their characterization as polymer electrolytes. Journal of American Chemistry Society，2005，127（13）：4976-4983.

[47] Kim K S，Park S Y，Choi S，et al. Ionic liquid-polymer gel electrolytes based on morpholinium salt and P(VdF-HFP) copolymer. Journal of Power Sources，2006，155（2）：385-390.

[48] Ki S K，Seung Y P，Sun H Y，et al. N-Butyl-N-methylmorpholinium bis（trifluoromethanesulfonyl）imide P(VdF-HFP) gel electrolytes. Electro chimica Acta，2005，50（28）：5673-5678.

[49] Fung Y S，Zhou R Q. Room temperature molten salt as medium for lithium battery. Journal of Power Sources，1999，81-82：891-895.

[50] Ui K，Minami T，Ishikawa K，et al. Development of non-flammable lithium secondary battery with ambient-temperature molten salt electrolyte performance of binder-free carbon-negative electrode. Journal of Power Sources，2005，146（1-2）：698-702.

[51] MacFarlane D R，Sun J，Golding J，et al. High Conductivity Moltensalts Based on the Imide Ion. Electrochimica Acta，2000，45（8-9）：1271-1278.

[52] Hayashi K，Nemoto Y，Akuto K，et al. Alkylated imidazolium salt electrolyte for lithium cells. Journal of Power Sources，2005，146（1-2）：689-692.

[53] Seki S，Kobayashi Y，Miyashiro H，et al. Lithium secondary batteries using modified-imidazolium room-temperature ionic liquid. Journal of Physics Chemistry B，2006，110（21）：10228-10230.

[54] Seki S，Ohno Y，Kobayashi Y，et al. Imidazolium-based room-temperature ionic liquid for lithioum secondary batteries-effects of lithium salt concentration. Journal of Electrochemical Society，

2007，154（3）：A173-A177.

[55]　Lee S Y，Yong H H. Two-cation competition in ionic-liquid-modified electrolytes for lithium ion batteries. Physical Chemistry，2005，109：13663-13667.

[56]　Pyun S I，Kim S W，Shin H C. Lithium transport through $Li_{1+\delta}$ $[Ti_{2-y}Li_y]$ O_4 （$y=0$；1/3）electrodes by analyzing current transients upon large potential steps. Journal of Power Sources，1999，81-82：248-254.

[57]　Nakagawa H，Izuchi S，Kuwana K，et al. Liquid and polymer gel electrolytes for lithium batteries composed of room-temperature molten salt doped by lithium salt. Journal of Electrochemical Society，2003，15（6）：A695-A670.

[58]　Garcia B，Lavallée S，Perron G，et al. Room temperature molten salts as lithium battery electrolyte. Electrochimica Acta，2004，49（26）：4583-4588.

[59]　Diaw M，Chagnes A，Carré B，et al. Mixed ionic liquid as electrolyte for lithium batteries. Journal of Power Sources，2005，146（1-2）：682-684.

[60]　Chagnes A，Diaw M，Carré B，et al. Imidazolium-organic solvent mixtures as electrolytes for lithium batteries. Journal of Power Sources，2005，145（1）：82-88.

[61]　Simon B，Boeuve J P. Rechargeable lithium electrochemical cell. US Patent 5626981，1997.

[62]　Wrodnigg G H，Besenhard J O，Winter M. Cyclic and acyclic sulfite：new solvents and electrolyte additives for lithium ion batteries with graphite anodes. Journal of Power Sources，2001，97-98：592-594.

[63]　Santner H J，Möller K C，Ivanco J，et al. Acrylic acid nitrile，a film-forming electrolyte component for litjium-ion betteries，which belongs to the family of additives containing vinyl group. Journal of Power Sources，2003，119-121：368-372.

[64]　Diaw M，Chagnes A，Carre B. Mixed ionic liquid as electrolyte for lithium batteries. Journal of Power Sources，2005，146：682-684.

[65]　Holzapel M，Jost C，Novak P. Stable cycling of graphite in an ionic liquid based electrolyte. Chemistry Communication，2004，4：2098-2099.

[66]　Holzapel M，Jost C，Schwab A P，et al. Stabilization of lithiated graphite in an electrolyte based on ionic liquid：an electrochemiacal and scanning electron microscopy study. Carbon，2005，43：1488-1498.

[67]　Katayama Y，Yukumoto M，Miura T. Electrochemical intercalation of lithium into graphite in room-temperature molten salt containing ethylene carbonate. Electrochemical Solid-State Letter，2003，6（5）：A96-A97.

[68]　Zheng H，Jiang K，Abe T，et al. Electrochemical intercalation of lithium into a natural graphite anode in quaternary ammonium-based ionic liquid electrolytes. Carbon，2006，44（2）：203-210.

[69]　Zheng H，Li B，Fu Y，et al. Compatibility of quaternary ammonium-based ionic liquid electrolytes with electrodes in lithium ion batteries. Electrochimca Acta，2006，52（4）：1556-1562.

[70]　郑洪河，曲群婷，卓克垒等. 天然石墨阳极在室温离子液体电解液中的电化学性质. 高等学校化

学学报，2006，27（12）：2402-2404.

[71] Zheng H，Zhang H，Fu Y，et al. Temperature effects on the electrochemical behavior of spinel LiMn$_2$O$_4$ in quaternary ammonium-based ionic liquid electrolyte. Journal of Physics Chemistry B，2005，109（28）：13676-13684.

[72] 郑洪河，石磊，高书燕等. 室温离子液体电解液中尖晶石 LiMn$_2$O$_4$ 的电化学性质. 电化学，2005，11（3）：298-303.

[73] Zheng H，Qin J，Zhao Y，et al. Temperature dependence of the electrochemical behavior of LiCoO$_2$ in quaternary ammonium-based ionic liquid electrolyte. Solid State Ionics，2005，176（29-30）：2219-2226.

[74] Sato T，Maruo T，Marukane S，et al. Ionic liquid containing carbonate solvents as electrolytes for lithium ion cells. Journal of Power Sources，2004，138（1-2）：253-261.

[75] Seki S，Kobayashi Y，Miyashiro H，et al. Reversibility of lithium secondary batteries using a room-temperature ionic liquid mixture and lithium metal. Electrochemistry Solid-State Letter，2005，8（11）：A577-A588.

[76] Egashira M，Okada S，Yamaki J，et al. The preparation of quaternary ammonium-based ionic liquid containing a cyano group and its properties in a lithium battery electrolyte. Journal of Power Sources，2004，138（1-2）：240-244.

[77] Egashira M，Nakagawa M，Watanabe I，et al. Cyano-containing quaternary ammonium-based ionic liquid as a co-solvent for lithium battery electrolyte. Journal of Power Sources，2005，146（1-2）：685-688.

[78] Egashira M，Nakagawa M，Watanabe I，et al. Charge-discharge and high temperature reaction of LiCoO$_2$ in ionic liquid electrolytes based on cyano-substituted quaternary ammonium cation. Journal of Power Sources，2006，162（2）：1387-1390.

[79] Sun J，MacFarlane D R，Forsyth M. A New Family of Ionic liquid Based on the 1-alkyl-2-methyl Pyrrolinium Cation. Electrochimica Acta，2003，48（12）：1707-1711.

[80] Howlett P C，MacFarlane D R，Hollenkamp A F. High lithium metal cycling efficiency in a room-temperature ionic liquid. Electrochemistry Solid-State Letter，2004，7（5）：A97-A101.

[81] Byrne N，Howlett P C，MacFarlane D R，et al. The zwitterion effect in ionic liquid：towards pratical rechargeable lithium-metal batteries. Advanced Material，2005，17（20）：2497-2501.

[82] Sakaebe H，Matsumoto H. N-methyl-N-propylpiperidinium bis（trifluoro methane-sulfonyl）imide（PP$_{13}$-TFSI）-novel electrolyte base for Li battery. Electrochemistry Communication，2003，5（7）：594-598.

[83] Sakaebe H，Tatsumi K. Application of Room Temperature Ionic liquid to Li Batteries. Electrochimica Acta，2007，（53）：1048-1054.

[84] Matsumoto H，Sakaebe H，Tatsumi K，et al. Fast cycling of Li/LiCoO$_2$ cell with low-ciscosity ionic liquid based on bis（fluorosulfonul）imide［FSI］$^-$. Journal of Power Sources，2006，160（2）：1308-1313.

[85] Sakaebe H，Matsumoto H，Tatsumi K. Discharge-charge properties of Li/LiCoO$_2$ cell using room temperature ionic liquid（RTILs）based on quaternary ammonium cation-effect of the structure. Journal of Power Sources，2005，146（1-2）：693-697.

[86] Josip C，Thanthrimudalige D J D. Electrolytes for lithium rechargeable cells. US6326104B1，2001-12-04.

[87] Lebdeh Y A，Abouimrane A，Alarco P J，et al. Ionic liquid and plastic crystalline phase of pyrazolium imide salts as electrolytes for rechargeable lithium-ion batteries. Journal of Power Sources，2006，154（1）：255-261.

[88] Wright J E，Steele B C. Effects of inert fillers on the mechanical and electrochical properties of lithium salt-PEO polymer electrolytes. Solid State Ionics，1982，7：75-79.

[89] Nakagawa H，Izuchi S，Kuwana K，et al. Liquid and polymer gel electrolytes for lithium batteries composed of room-temperature molten salt doped by lithium salt. Journal of Electrochemical Society，2003，150（6）：A695-A700.

[90] Shin J H，Wesley A，Henderson W A，et al. Ionic liquid to the rescue overcoming the ionic conductivity limitations of polymer electrolytes. Electrochemistry Communications，2003，5：1016-1020.

[91] Shin J H，Henderson W A，Appetecchi G B，et al. Recent developments in the ENEA lithium metal battery project. Electrochimica Acta，2005，50（19）：3859-3865.

[92] Shin J H，Wesley A，Henderson W A，et al. Solid-state Li/LiFeO$_4$ polymer electrolyte batteries incorporating an ionic liquid cycled at 40℃. Journal of Power Sources，2006，156：560-566.

[93] Cheng H，Zhu C B，Huang B，et al. Synthesis and electrochemical characterization of PEO-based polymer electrolytes with room temperature ionic liquid. Electrochimica Acta，2007，52：5789-5794.

[94] Fuller J，Breda A C，Carlin R T. Electrochemical properties of cation sensitive polypyrrole films. Journal of Electroanalytical Chemistry，1998，448（1）：25-31.

[95] Ollinger M，Kim H，Sutto T，et al. Laser printing of nanocomposite solid-state electrolyte membranes for Li micro-batteries. Applied Surface Science，2006，252：8212-8216.

[96] 蒋晶，苏光耀，王毅等. 凝胶型离子液体/聚合物电解质的电化学性能.电源技术，2006，30（3）：219-223.

[97] Kim K S，Park S Y，Choi S，et al. Ionic liquid-polymer gel electrolytes based on morpholinium salt and P(VdF-HFP) copolymer. Journal of Power Sources，2006，155：385-390.

[98] Sun J，MacFarlane D R，Forsyth M. Lithium polyelectrolyte-ionic liquid systems. Solid State Ionics，2002，147（3-4）：333-339.

[99] Forsyth M，Sun J，Zhou F，MacFarlane D R. Enhancement of ion dissociation in polyeletrolyte gels. Electrochimica Acta，2003，48：2129-2163.

[100] Reiter J，Vondrák J，Michálek J，et al. Ternary polymer electrolytes with 1-methylimidazole based ionic liquid and aprotic solvens. Electrochimica Acta，2006，52：1398-1408.

[101] Ohno H. Molten salt type polymer electrolytes. Electrochimica Acta，2001，46：1407-1411.

[102] Hu Y S，Wang Z X，Li H，Huang X J，Chen L Q. Ionic Conductivity and Association Studies of Novel RTMS Electrolyte Based on LiTFSI and Acetamide. Journal of Electrochemical Society，2004，151：A1424-A1427.

[103] Sakaebe H，Matsumoto H. *N*-methy-*N*-propy ipiperi-dinium-bis（trifluoro methansulfonyl）imide（PP_{13}TFSI）novel Electrolyte Based for Li Battery. Chemistry Communications，2003，5：594-598.

[104] Xu J Q，Yang J，Nuli Y N，et al. Additive-containing Ionic Liquid Electrolytes for Secondary Lithium Battery. Journal of Power Sources，2006，（160）：621-626.

[105] 周华龙，马晓燕，张启路. P（MMA-AN）的合成及其凝胶电解质的制备与性能. 功能材料，2010，7（41）：1127-1133.

[106] 张虎成，轩小朋，王键吉. 聚合物电解质离子迁移数测定方法的研究进展. 电源技术，2003，27（1）：54-57.

[107] Hirao M，Sugimoto H，Ohno H. Preparation of novel room-temperature molten salts by neutralization of amines. Journal of Electrochemical Society，2000，147（11）：4168-4172.

[108] Nishida T，Tashiro Y，Yamamoto M. Physical and electrochemical properties of 1-alkyl-3-methylimidazolium tetrafluoroborate for electrolyte. Journal of Fluorine Chemistry，2003，120（2）：135-141.

[109] Lewandowski A，Galinski M. Carbon-ionic liquid double-layer capacitors. Journal of Physics Chemistry Solids，2004，65（2-3）：281-286.

[110] Fung Y S，Zhou R Q. Room temperature molten salt as medium for lithium battery. Journal of Power Sources，1999，81-82：891-895.

[111] Wilkes J S，Levisky J A，Wilson R A，Hussey C L. Dialkylimidazolium Chloroaluminate Melts：A New Class of Room Temperature Ionic liquid for Electrochemistry，Spectroscopy，and Synthesis. Inorganic Chemistry，19822（1）：1263-1267.

[112] Hyun B，Dzyuba S V，Bartsch R A，et al. Intermolecular Dynamics of Room-Temperature Ionic liquid：Femtosecond Optical Kerr Effect Measurement on 1-Alkyl-3-methyl-imidazolium Bis［（trifluoromethyl）sulfonyl］imides. Physical Chemistry A，2002，106：7579-7585.

[113] Baker S N，Baker M A，Bright F V. The Cybotactic Region Surrounding Fluorescent Probes Dissolved in 1-Butyl-3-methylimidazolium Hexafluorophate：Effects of Temperature and Added Carbon Dioxide，Journal of Physical Chemistry B，2001，105：9663-9668.

[114] Seddon K R，Stark A，Torres M J. Influence of chloride，water，and organic solvents on the physical properties of ionic liquid. Pure and Applied Chemistry，2000，72：2275-2287.

[115] Anna S L，John D H，Fook S T，et al. Christopher A R designing ionic liquid：imidazolium melts with inert carborane anions. American Chemical Society，2000，122（14）：7264-7272.

[116] McEwen A B，Ngo H L，LeCompte K，Goldman J L. Temperature dependence of viscosity for room temperature ionic liquid. Journal of Electrochemical Society，1999，146：1687-1695.

[117] Ellis B，Keim W，Wasserscheid P. Linear dimension of butlene in biphasic mode using buffered

chloroaiuminate ionic liquid solvent. Chemistry Communications，1999，(4)：337-338.

[118] Bonhote P，Dias A，Papageorgiou N，et al. Hydrophobic，highly conductive ambient-temperature molten salts. Inorganic Chemistry，1996，35：1168-1178.

[119] Kanazawa A，tsutsumi O，Lkeda T，et al. Novel thermotropic liquid crystals without a rigid core formed by amphiphiles having phosphonium ions. Journal of the American Chemistry Society，1997，119：7670-7676.

[120] Holzapfel M，Jost C，Prodi-Schwab A，et al. Stabilisation of lithiated graphite in an electrolyte based on ionic liquid：an electrochemical and scanning electron microscopy study. Carbon，2005，(43)：1488-1498.

[121] Xu J Q，Yang J，Nuli Y N，et al. Additive-containing ionic liquid electrolytes for secondary lithium battery. Journal of Power Sources，2006，(160)：621-626.

[122] Ferrari S，Quartarone E，Mustarelli P，Magistris A，Fagnoni M，Protti S，Gerbaldi C，Spinella A. Lithium ion conducting P(VdF-HFP) composite gel electrolytes based on N-methoxyethyl-N-methylpyrrolidinium bis (trifluoro methanesulfonyl)-imide ionic liquid. Journal of Powers Sources，2010，195：559-566.

[123] Edström K，Gustafsson T，Thomas J O. The cathode-electrolyte interface in the Li-ion battery. Electrochimica Acta，2004，50：397-402.

[124] 胡会利，李宁. 电化学测量. 北京：国防工业出版社，2007：252.

[125] Zhang S J，Tsuboi A，Nakata H，et al. Database and models of electrolyte solutions for lithium battery. Journal of Power Sources，2001，(97-98)：584-588.

[126] Andersson A M，Abraham D P，Haasch R，et al. Surface characterization of electrodes from high power lithium-ion batteries. Journal of the Electrochemical Society，2002，149 (10)：A1358-A1369.

[127] Naille S，Dedryvère R，Martinez H，et al. XPS study of electrode/electrolyte interfaces of η-Cu_6Sn_5 electrodes in Li-ion batteries. Journal of Power Sources，2007，174：1086-1090.

[128] Eriksson T，Andersson A M，Bishop A G，et al. Surface analysis of $LiMn_2O_4$ electrodes in carbonate-based electrolytes. Journal of the Electrochemical Society，2002，149 (1)：A69-A78.

[129] Sugimoto T，Kikuta M，Ishiko E，et al. Ionic liquid electrolytes compatible with graphitized carbon negative without additive and their effects in interfacial properties. Journal of Power Sources，2008，(183)：436-440.

[130] Martha S K，Markevich E，Burgel V，et al. A short review on surface chemical aspects of Li batteries：a key for a good performance. Journal of PowerSources，2009，(189)：288-296.

[131] Lee J S，Quan N D，Hwang J M，et al. Ionic liquid containing an eater group as potential electrolytes. Electrochemistry Communications，2006 (8)：460-464.

[132] Wang Z，Sun Y，Chen L，et al. Electrochemical characterization of positive electrode material $LiNi_{1/3}Co_{1/3}Mn_{1/3}O_2$ and compatibility with electrolyte for lithium-ion batteries. Journal of the Electrochemical Society，2004，151 (6)：A914-A921.

离子液体型电解质及阳极溶出伏安法检测药物重金属铅和镉

[133] 倪江锋，周恒辉，陈继涛 等.离子电池中固体电解质界面膜（SEI）研究进展.化学进展，2004，16（3）：335-341.

[134] Fang S H，Yang L，Wang J X，Zhang H Q，Tachibana K，Kamijima K. Guanidinium-based ionic liquid as new electrolytes for lithium battery. ournal of Power Sources，2009，(191): 619-622.

[135] Tsunashima K，Yonekawa F，Sugiya M. Lithium secondary batteries using a lithium nickelate-based cathode and phosphonium ionic liquid electrolytes. Electrochemical and Solid-State Letters，2009，12（3）：A54-A57.

[136] Rajendran S，Sivakumar P. An investigation of PVdF/PVC-based blend electrolytes with EC/PC as plasticizers in lithium battery applications. Physica B，2008，403：509-516.

[137] 唐博合金，吕仁庆.1-乙基-3-甲基咪唑和 PF_6^- 离子液体的理论研究.计算机与应用化学，2007，24（6）：762-768.

[138] Aurbach D. Nonaqueous electrochemistry. New York：Marcel Dekker，Inc，1999.

[139] Xu K. Nonaqueous liquid electrolytes for lithium-based rechargeable batteries. Chemistry Review，2004，104：4303-4309.

[140] Ollinger M，Kim H，Sutto T，Piqué A. Laser printing of nanocomposite solid-state electrolyte membranes for Li micro-batteries. Applied Surface Science，2006，252：8212-8217.

[141] 蒋晶，苏光耀，王毅，李朝晖，高德淑，王承位.凝胶型离子液体/聚合物电解质的电化学性能.电源技术，2006，30：219-225.

[142] Fuller J，Breda A C，Carlin R T. Ionic liquid-polymer gel electrolytes. Journal of Electrochemical Society，1997，144：L67-L70.

[143] Botte G G，White R E，Zhang Z M. Thermal stability of $LiPF_6$-EC：EMC electrolyte for lithium ion batteries. Journal of Power Sources，2001，97-98：570-575.

[144] Wang Q S，Sun J H，Yao X L，Chen C H. Micro calorimeter study on the thermal stability of lithium-ion battery electrolytes. Journal of Loss Prevention in the Process Industries，2006，19：561-569.

[145] Saikia D，Kumar A. Ionic conduction in P(VDF-HFP)/PVDF-(PC＋DEC)-$LiClO_4$ polymer gel electrolytes. Electrochimca Acta，2004，49：2581-2589.

[146] Gray F M. Polymer electrolyte. Cambridge，UK：The Royal Society of Chemistry Press，1995：31.

[147] Wieczoreck W，Lipka P，Zukowska G，Wycislik H. Ionic interactions in polymeric electrolytes based on low molecular weight poly（ethylene glycol）s. Journal of Physics Chemistry B，1998，102：6968-6974.

[148] Saito Y，Stephan M，Kataoka H. Ionic conduction mechanisms of lithium gel polymer electrolytes investigated by the conductivity and diffusion coefficient. Solid State Ionics，2003，160（1-2）：149-153.

[149] Tokuda H，Hayamizu K，Ishii K，Susan M A B H，Watanabe M. Physicochemical properties and structures of room temperature ionic liquid. 2. Variation of Alkyl Chain Length in Imidazolium Cation. Journal of Physics Chemistry B，2005，109：6103-6110.

[150] Slane S, Salomon M. Composite gel electrolyte for rechargeable lithium batteries. Journal of Power Sources, 1995, 55 (1): 7-10.

[151] Zhang S M, Hou Y W, Huang W G, Shan Y K. Preparation and characterization of novel ionic liquid based on benzotriazolium cation. Electrochimca Acta, 2005, 50: 4097-4103.

[152] Kim K S, Park S Y, Choi S, Lee H. Ionic liquid-polymer gel electrolytes based on morpholinium salt and P(VdF-HFP) copolymer. Journal of Power Sources, 2006, 155: 385-390.

[153] Shin J H, Henderson W A, Appetecchi G B, Alessandrini F, Passerini S. Electrochimca Acta, 2005, 50: 3859-3865.

[154] Noda A, Hayamizu K, Watanabe M. Pulsed-gradient spin-echo 1H and 19F NMR ionic diffusion coefficient, viscosity, and ionic conductivity of non-chloroaluminate room-temperature ionic liquid. Journal of Physics Chemistry B, 2001, 105: 4603-4610.

[155] Cohen M H, Tumbull D. Free-volume model of the amorphous phase: glass transition. Journal of Chemistry Physics, 1961, 34: 120-125.

[156] Cohen M H, Tumbull D. On the free-volume model of the liquid-glass transition. J. Chem. Phys. , 1970, 52: 3038-3041.

[157] Atef Y S, Hua K L. Studies on electrochemical behaviour of zinc-doped $LiFePO_4$ for lithium battery positive electrode. Journal of Alloy Compound, 2009, 477: 498-503.

[158] 齐智, 吴锋. 用于锂离子电池负极 SnO_2-MCMB 复合材料的研究. 现代化工, 2004, 24: 40-46.

[159] Bonhôte P, Dias A P, Papageorgiou N, Kalyanasundaram K, Grätzel M. Hydrophobic, highly conductive ambient-temperature molten salts. Inorganic Chemistry, 1996, 35: 1168-1178.

[160] Zhang Z X, Zhou H Y, Yang L, Tachibana K, Kamijima K, Xu J. Asymmetrical dicationic ionic liquid based on both imidazolium and aliphatic ammonium as potential electrolyte additives applied to lithium secondary batteries. Electrochim Acta, 2008, 53: 4833-4838.

[161] Egashira M, Todo H, Yoshimoto N, Morita M. Lithium ion conduction in ionic liquid-based gel polymer electrolyte. Journal of Power Sources, 2008, 178: 729-735.

[162] Fung Y S, Zhou R Q. Room temperature molten salt as medium for lithium battery. Journal of Power Sources, 1999, 81-82: 891-895.

[163] Ito K, Nishina N, Ohno H. Enhanced ion conduction in imidazolium-type molten salts. Electrochimca Acta, 2000, 45: 1295-1298.

[164] Howlett P C, MacFarlane D R, Hollenkamp A F. High lithium metal cycling efficiency in a room-temperature ionic liquid. Electrochemcal Solid-State Letter, 2004, 7: A97-A101.

[165] Fernanda F C, Bazito, Kawano Y, Torresi R M. Synthesis and characterization of two ionic liquid with emphasis on their chemical stability towards metallic lithium. Electrochimca Acta, 2007, 52: 6427-6437.

[166] Ferrari S, Quartarone E, Mustarelli P, Mapinella A. Lithium ion conducting P(VdF-HFP) composite gel electrolytes based on *N*-methoxyethyl-*N*-methylpyrrolidinium bis (trifluoromethanesulfonyl)-imide ionic liquid. Journal of Power Sources, 2010, 195: 559-566.

[167] Fuller J，Breda A C，Carlin R T. ionic liquid-polymer gel electrolytes. Journal of Electrochemical Society，1997，144：L67-L70.

[168] 刘德盟，金妍，金庆辉，赵建龙.基于溶出伏安法的铋微阵列电极检测饮料中的铅和镉.分析化学，2011，39（11）：1748-1752.

[169] 公维磊，杜晓燕，王舒然，姜宪尘，孙倩.预镀铋膜修饰铂电极差分脉冲溶出伏安法测定痕量铅、镉.分析化学，2008，36（2）：177-181.

[170] Cao L Y，Jia J B，Wang Z H. Sensitive determination of Cd and Pb by differential pulse stripping voltammetry with in situ bismuth-modified zeolite doped carbon paste electrodesElectrochimica Acta，2008，53（5）：2177-2182.